치과위생사는 이렇게 일한다

치과위생사는 이렇게 일한다

정은지 지음

병원으로 출근하는 사람들

⑤

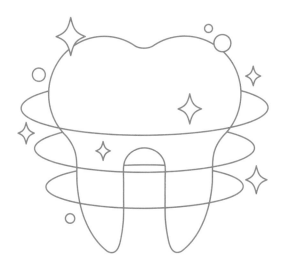

청년의사

치과위생사를 꿈꾸는 이들에게

나는 지방 전문대를 졸업한 치과위생사다. 지금은 대부분의 사람들이 치과위생사라는 직업에 대해 간략하게라도 알고 있지만, 내가 고3이었던 시절까지만 해도 생소한 직업이었다. 치위생과를 전공한 나 역시 대학에 들어가기 전까지는 무엇을 공부하는 과인지 정확히 알지 못했다. 부모님 역시 별반 다르지 않았던 탓에 인지도도 높고 취업도 보장되는 간호과로의 진학을 원하셨다.

치위생과와 간호과를 놓고 참 많은 고민을 했었다. 그런데 알면 알수록 치위생과에 마음이 이끌렸고, 부모님을 설득한 끝에 치위생과 학생이 될 수 있었다. 나의 결정은 틀리지 않았다. 대학을 다니며 치과위생사라는 직업에 더욱 자부심이 생겨났고, 지인들에게도 "나는 치과위생사가 될 거야"라고 당당히 말할 수 있게 되었다.

시간이 흘러 어느덧 17년 차 치과위생사가 되었고, 나와 같은 길을 걷고자 하는 친구들에게 도움이 되었으면 하는 마음으로 이 책을 쓰게 되었다.

치과위생사로 살아가는 것이 쉽지만은 않다. 요즘에는 처우나 복지가 많이 좋아졌지만 내가 신입이었던 시절에는 서울이라 할지라도 모든 것이 열악했고, 전문적인 기술을 익혀야 했으며, 온종일 서서 일하는 등 체력적으로도 고됐다. 그러나 내가 성장하고 있음을 느끼게 해주는 직업이며, 성장한 만큼 다방면으로 인정받을 수도 있다.

현재에도 많은 치과위생사들이 교수, 작가, 강사, 아카데미 대표 등 사회의 다방면에서 활동하고 있고, 더 나은 치과위생사의 앞날을 위해 끊임없이 노력하고 있다.

이 책은 예비 치과위생사 그리고 신입 치과위생사들을 위한 직업 탐구서다. 아직은 서툴지만 멋진 치과위생사가 되고자 한다면 유용한 정보들을 많이 얻을 수 있을 것이다. 치과위생사란 어떤 직업이며, 되기 위해서는 무슨 노력이 필요한지, 실제 임상에서는 어떤 일들이 일어나는지 등 내가 다년간 경험하고 체험했던 이야기들을 담았다. 〈치과위생사는 이렇게 일한다〉를 통해 치과위생사의 매력에 흠뻑 취해 보길 바란다.

치과위생사
정은지

제1장

알면 알수록 매력적인 직업 치과위생사

제2장 운명의 시작:
슬기로운 대학생활

제3장 중요한 것은
꺾이지 않는 마음

제4장 치과위생사의 직업의 세계

제5장 치과 생활, 이렇게 하면 중간 이상 간다

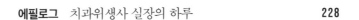
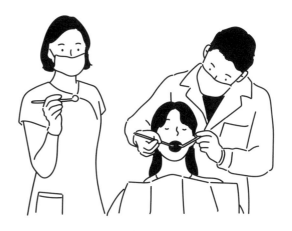

(제1장)

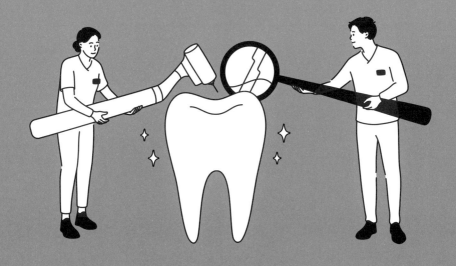

매력적인 직업
치과위생사

치과위생사라는 직업과의
첫 만남

열아홉의 나는 뚜렷한 목표나 꿈이 없는 학생이었다. EBS에서 방영했던 〈밥 로스의 그림을 그립시다〉를 보며 잠시 화가를 꿈꿔 보거나, 흔히 어른들이 선망하는 교사가 된 내 모습을 얼마간 상상해 본 일은 있다. 하지만 이것은 어디까지나 좋아 보이는 직업, 멋있어 보이는 직업에 대한 동경일 뿐 진심으로 갈망해 본 적은 없는 미래였다. 당연히 그러한 모습이 되기 위한 노력도 하지 않았다.

요즘에는 중·고등학생 때 진로 탐색을 위한 다양한 체험을 해 볼 수 있다. 힘들게 몸을 일으켜 집 밖으로 나가지 않아도 유튜브나 SNS를 통해 다양한 이들의 직업 라이프를 생생하게 들어 볼 수도 있다. 연봉은 얼마인지, 복지는 무엇인지, 업무 스타일은 어떤지에 관한 정보도 어렵지 않게 찾을 수 있다. 그러나 정보의 망망대해를 탐험해 보기 전,

가장 중요한 것은 어디로 갈지를 설정하는 일이다.

내가 내 인생의 나침판이 되어야 했던 수험생 시절에는 '취업률'이 가장 중요한 지표였다. 물론 취업이 잘 되지 않아도 정말 하고 싶은 일이 있거나, 배우고 싶은 학문이 있다면 그 길로 가는 것이 옳다. 그러나 앞서 고백했듯 열아홉의 나는 특별한 꿈이 없는 상태였기에 높은 취업률은 상당히 매력적인 수식어였다. 그전까지는 하나의 단어에 불과했던 '보건', '의료', '병원' 같은 단어가 조금씩 유의미한 채로 내 삶에 들어오기 시작했다.

치위생과 vs 간호과

담임선생님과의 진학상담 끝에 두 개의 학과가 최종 후보에 올랐다. 여학생들에게 인기 있고 높은 취업률을 자랑하는 과였다. 간호과는 대중적으로 익숙하기도 하고 조금씩이나마 주위들은 정보도 있어서 그런지 친근하게 느껴졌으나, 치위생과는 졸업 후 치과에서 근무하게 될 것이라는 정도로만 짐작될 뿐이었다.

처음에는 간호과를 가서 임용고시를 본 뒤 양호선생님이 되는 것도 괜찮겠다고 생각했다. 그런데 이상하게도 마음은 치위생과로 향했다. 결정적으로 친구의 어머니께서 했던 "치위생과가 앞으로 전망이 좋을 거야"라는 말씀은 치위생과에 확신을 가져다 주었다.

그러나 이런 내 마음과는 달리 부모님께서는 간호과로 진학하길 바라셨다. 나조차도 부족했던 치위생과에 대한 정보를 부모님이라고 잘 알았으랴. 두 분은 치위생과 졸업 후 취업은 잘 되는지, 안정적인 직장에서 행복하게 살아갈 수 있는지 등을 염려하셨다. 심지어는 "거기 나오면 월급 60만 원 받는다고 하더라. 치위생과는 안 된다"라는 말씀도 하셨다.

당시엔 지방에서 아르바이트를 하면 2천 원 정도의 시급을 받았다. 최저시급이 만 원에 육박하는 지금과는 많이 다른 시절이다. 부모님의 말씀처럼 치과위생사의 급여가 매우 적을 수도 있을 테지만 '돈'이라는 것이 내 결심을 바꿔 놓지는 못했다. 자식 이기는 부모는 없다고 했던가. 시간이 흘러도 한결같이 치위생과를 고수하는 딸을 부모님은 믿고 수용해 주셨다. 덕분에 조금은 험난했지만 온전히 나만의 의지로 택한 치위생과 세계로 입문할 수 있었다.

스케일링과 치과위생사

'치과위생사'라는 직업명은 잘 몰라도 '스케일링'은 다들 안다. 실제로도 치석을 제거하는 스케일링은 치과위생사의 고유 업무이자 치과위생사의 면허를 취득하기 위해 반드시 치러야 하는 실기시험에 해당될 만큼 중요한 일이다. 치위생과 학생으로 공부하는 3년 내도록 치석 제거에 대한 이론 및 실기를 배운다고 해도 과언이 아니니 그 중요성은 이루 말할 수 없다.

요즘에는 건강하게 오래 사는 것이 현대인들의 인생 모토이기도 하고, 치아 관련 보험도 많아지다 보니 구강 관리나 충치 예방 정보들도 쉽게 찾아볼 수 있게 되었다. 그러나 내가 학생이었던 시절만 해도 치아가 썩으면 충치 치료를 하고, 이후에도 양치질만 잘하면 된다고 생각하는 게 일반적이었다. 부끄럽지만 나 역시 그랬다.

+ + +

졸업 후 취업을 하고서야 해당 업무를 처음으로 접하게 되는 일반적인 학과들과 달리, 학생 신분일 때 학교에서 배운 이론을 실제로 적용해 볼 수 있는 건 굉장한 장점이다.

아직도 생생한 첫 스케일링 실습은 3명이 한 조가 되어 환자, 술자, 어시스트의 역할을 번갈아 가며 진행했다. 국가고시의 실기시험이 수기로 치러지는 만큼 실습 스케일링도 수기로 이루어진다. 전악 스케일링할 때면 굉장히 많은 시간이 소요되었고, 치석이 단단하기라도 한 경우에는 제거가 어려워 손에 힘이 많이 들어갔다.

1학년 때는 초음파 스케일러가 있다는 사실을 몰랐기 때문에 치과위생사가 되면 많이 힘들겠다는 걱정도 했었다. 그럼에도 불구하고 치석이 후드득 떨어져 나가거나, 염증이나 피를 물로 깨끗이 씻겨낸 다음 마주하게 되는 치아와 잇몸을 볼 때면 왠지 모를 희열을 느꼈다(많은 치과위생사분들이 공감할 것이다). 이 때문인지는 몰라도 실습을 거듭할수록 어느 정도의 치석이 있는 사람을 더 선호하게 되었다.

조원끼리 몇 번의 실습을 거친 후에는 외부인을 대상으로 하여 치석 제거 실습을 진행했다. 나의 경우에는 대학과 사는 곳이 인접해 가족이나 친구를 데리고 올 수 있었지만, 타지에서 온 학생들은 사람을 구하는 게 어려워 비용을 주고 섭외하기도 했다. 가까운 사람일수록 조심스러웠고 더 잘해야 했다. 실제 환자를 대한다는 마음으로 진지하게 치석 제거를 했다. 동기와 실습할 땐 생략하곤 했던 주의사항이나 현 상태에 대해서도 꼼꼼히 설명했다. 실제로 환자를 대하게 될 때도 이와 같은 마음일까 생각해 보니 왠지 모르게 치과위생사에 한 발짝 다가선 듯했다.

돌이켜보면 병원 실습은 대학생활의 전환점이었다. 그전까지만 해도 스무 살의 자유가 주는 즐거움에 취해 재미 위주의 대학 생활을 했었는데, 2학년 때 나갔던 첫 번째 병원 실습 이후 부족함을 많이 느꼈다. 나름대로 열심히 공부했음에도 막상 실습 현장에 가니 배웠던 이론들이 잘 떠오르지 않음은 물론, 선생님들이 되짚어 주는 내용도 모두 새롭게 들렸다. 그때의 나는 경험이 없으니 요령도 없는 실습생인데 긴장은 또 어찌나 많이 했는지 실수를 연발해 버리고 말았다.

하루는 임플란트 수술실에 observation(옵저베이션)[1]으로 수술 과정을 관찰하게 되었다. 그런데 선생님께서 갑자기 임플란트 식립 시 사용할

---

1 의료 실습으로 원장님께서 치료를 하는 과정을 관찰하는 임상실습.

뼈 이식재를 수술대 위에 개봉해 달라고 하시는 게 아닌가. 그때는 병원 출입문에 발을 들여 놓는 순간부터 온몸이 긴장으로 가득 찼기 때문에 나에게 업무가 주어졌다는 사실은 더 큰 긴장감을 가져왔다. 의지와 상관없이 손이 달달 떨릴 정도였다. 그러다 뼈 이식재를 수술대가 아닌 바닥으로 떨어트리는 실수를 하고 말았다. 처음으로 주어진 기회를 보기 좋게 날려 버렸다. 몇 초간 앞이 노래지는 듯했다. 그러나 우울감을 느낄 새도 없이 멸균에 대한 상식이 부족하다며 눈물이 쏙 빠지도록 혼이 났고 멸균에 대한 과제까지 얻게 되었다.

지금은 뼈 이식재 자체가 바닥에 닿은 것이 아니라면 교환 및 반품이 가능하다는 사실을 잘 안다. 그럼에도 불구하고 선생님께서 나를 혼내고 가르치셨던 건 멸균에 대한 중요성을 확실하게 깨닫게 하기 위함이었을 것이다. 만약 그때 "괜찮아, 이거 교환 반품 가능하니까 새것으로 다시 꺼내면 돼"라고 말씀하셨다면 수술 시에 조심스러움도 멸균에 대한 개념도 흐릿하게 자리 잡았을지도 모른다.

병원코디네이터 자격증을 취득하다

실습을 다녀온 이후 나의 최대 관심사는 '어떻게 하면 좋은 치과위생사가 될 수 있을까?'였다. 관련 서적도 읽어 보고, 여러 정보들도 접하며 자기계발을 이어나가던 도중 '코디네이터 자격증'을 취득하면 치과에서 헤드가 되기 쉽다는 이야기를 듣게 되었다. '헤드'란 하나의 치과에서 근무하는 치과위생사들 중 가장 높은 직책을 부여받은 사람을 뜻한다.

코디네이터 자격증이 조금 더 흥미롭게 다가왔던 이유는 이론과 실습은 대학에서 배우는 것만으로도 충분하다고 생각되었지만, 환자를 대하는 태도나 서비스적인 마음가짐은 스스로도 부족하다고 느끼고 있었기 때문이다. 또한 코디네이터 자격증이 있으면 치과뿐 아니라 성형외과나 피부과 등 취업할 수 있는 병원의 폭도 넓어진다.

자격증 취득을 위해 참 많은 실습을 했었다. 주로 면접 자세, 환자 응대 태도 등을 연습했었는데 이것은 오늘날의 치과위생사 생활에도 많은 도움이 되고 있다. 특히 환자와 상담하거나 대화할 때 몸의 자세를 정자세에서 좀 더 앞쪽으로 내밀었다가 다시 정자세를 취하면서 반복 모션으로 '환자의 대화를 경청하며 이해하고 있다'라는 것을 인지하게끔 해 주는 자세는 환자들의 만족도가 높다.

사람은 보이는 모든 것을 종합적으로 보고 판단하기 때문에 응대하는 사람이 말투와 목소리는 상냥한데 자세가 불량하다면 친절하지 않다고 느끼기 쉽다. 사회생활에서 태도가 중요한 것도 이러한 맥락인데, 나는 병원코디네이터 과정에서 직장생활에 필요한 자세와 예의를 조금 더 일찍 접할 수 있었다.

무언가를 새롭게 시작하는 것만큼 시작한 일의 마무리를 잘 하는 것

역시 어렵다. 무수한 인내와 노력이 필요하다. 그러나 그런 과정들이 잘 버무려져 색다른 결과가 산출될 때 우리는 한 단계 더 성장하고 나아간다. 현재 치위생과를 희망하거나 치과위생사가 되기 위해 국가고시를 준비하는 학생분들이 지금의 시작을 잘 끝맺음하여 멋진 치과위생사로 거듭나길 바란다.

반드시 필요한 직업,
치과위생사

어릴 적 유치가 흔들리거나 충치가 생겨 치과 치료를 받은 기억이 있을 것이다. 많이 흔들렸던 유치를 발치하거나, 아팠던 충치를 치료하고 나면 언제 그랬냐는듯 음식도 다시 씹고 통증도 사라지게 된다.

나는 10살쯤 상순소대[2]가 치아로 내려와 앞니 사이를 벌어지게 하여 상순소대 절제술을 받아야 했다. 어린 나이이기도 했지만 치과라는 공간이 주는 두려움이 너무나도 컸다. 절제술 후 소독용 주사기를 마취 주사로 착각하고는 의사 선생님께 "잠깐만요!"를 연달아 외치기도 했다. 그렇게 두려운 시간이 끝나고 세월이 흐르면서 벌어졌던 대문니는 서서히 닫히기 시작했다.

---

2   정중면(인체를 좌우 균등하게 나누는 면)에서 잇몸부터 윗입술까지 뻗은 점막 주름.

치의학의 시작

치과위생사가 되기 위해서는 반드시 알고 있어야 할 치의학은 인류의 발생과 동시에 시작되었다고 보고 있다. 고대사회에서는 질병을 초자연적인 것이라 여겼다고 한다. 고대 그리스의 의사이자, 의학사의 가장 중요한 인물 중 하나인 히포크라테스[3]는 기원전 280년경 치과 의술을 포함한 의술을 합리적으로 다루기 시작했다. 중세에 들어서면서 외과와 내과, 치과가 구분되는 과도기의 시기를 거치게 된다. 우리나라에는 1877년 일본해군이 서양 의술에 의한 제생의원을 개설하면서 서양 치과의학이 처음 도입되었다. 1907년 종로에 개설된 '잇방'이 최초의 치과 전문병원이다.

치과위생사의 교육은 1913년, Alfred Civilion Fones(알프레드 폰즈)에 의해 시작되었다. 그 시작은 초등학교 아동들의 구강보건 향상을 위한 구강보건교육과 예방처치가 얼마나 중요한 것인가를 알려 주기 위함이었다. 또한, 예방 서비스와 교육을 담당하는 의미를 내포하는 용어를 사용해야 한다고 생각해 '치과위생사'라는 용어를 제안했다고 한다.

치과위생사라는 명칭은 그리스 여신 하이게이아(Hygeia)에서 유래되었다. 하이게이아는 건강을 주관하는 여신이자 삶에 필요한 지혜를 가

---

3 고대 그리스 시기 활동했던 의사이다. 당시까지 종교적 신비주의의 일환으로 다루어졌던 의술을 학문적 개념으로 분리하는 시도를 했다는 점에서 서양에서 의학의 아버지로 불리고 있다.

르쳐 주는 신이었다. 위생 혹은 위생학을 의미하는 '하이진(hygiene)'의 어원도 여기서 비롯되었다고 할 수 있다.

폰즈는 Irene M. Newman(아이린 M. 뉴먼)을 철저하게 교육했고, 그녀는 세계 최초의 치과위생사가 되었다. 그렇게 치과위생사의 사회적 지위와 업무 방향의 범위를 공표하게 된 국가시험은 1948년 9월 뉴저지에서 처음 치러졌다.

우리나라로의 도입은 세브란스 병원 치과 과장이었던 지헌택 박사가 1964년도에 치과위생과 교육과정을 주도하여 승인받았다. 이후 1965년 3월 4일, 세브란스병원의 의학 기술학과에 치과 위생학을 전공할 수 있는 수습 과정이 개설되면서 국내 최초의 치과위생사 교육이 시작되었다.

치과위생사의 현재

"보건 계열은 취업률이 좋다던데?"

"서울 소재의 대학이나 일반 4년제 대학 졸업하고도 몇 년째 취준생(취업준비생)으로 고생하는 것보단, 치과위생사나 물리치료사 같이 졸업하면 바로 병원에서 근무할 수 있는 게 낫지 않아?"

내가 대학에 입학할 때부터 주변에서 들을 수 있었던 이야기이다.

요즘도 크게 다르진 않다. 그런데 정말 그들의 말처럼 보건계열 대학 졸업장만 있으면 원하는 곳에 쉽게 취업할 수 있으며, 대학생활 또한 만족스러울까?

대입정보포털 '어디가'를 포함하여 각 대학의 자료에 의하면 2022년 기준, 전국에 치위생과나 치위생학과가 개설되어 있는 대학은 80개 정도이다. 2023년도의 대학 정원은 치위생학과 1,235명, 치위생과 3,967명으로 총 5,202명이다. 5,202명의 학생 모두 3년 또는 4년의 정규 과정을 거치고 국가고시를 치른 후 취업을 준비하게 된다.

치위생과 및 치위생학과의 취업률은 해마다 약간씩의 편차는 있으나 평균 80% 내외 수준으로 일반 대학 평균 취업률인 61%보다 높다. 수치상으로는 타과들의 부러움을 살 만하다. 하지만 대학정보공시 사이트인 '대학 알리미'에 공시된 자료에 따르면 2021년 전국 3년제 치위생과 학생 606명, 4년제 치위생과 학생 182명이 학업을 중도 포기했다고 한다.

이런 학업 중단 추이는 최근 3년 동안 2019년 730명, 2,020명 726명, 2021년 788명으로 결코 적지 않다. 우리는 중도 포기하는 학생의 수를 보고 왜 이런 문제가 생기는지 심도 있는 고민을 해 보아야 한다.

흔히 알려진 것처럼 대학 정규 과정 후 국가고시에 합격만 한다면 취업이 보장되는 것은 맞다. 그러나 의료서비스를 제공하기 때문에 직업적 소명 없이는 실제 병·의원에서 일하는 것 자체를 힘겨워할 수 있다. 치과에서는 일반 의사와 간호사만큼 생명과 직접적인 의료 행위를 하지는 않지만, 치과위생사의 행동, 말에 따라 환자의 구강건강이 좌우될 수 있음을 분명히 인식해야 한다. 책임감과 사명감 없이는 쉽게 지칠 수 있다.

애초에 우리나라에서 치과위생사 교육목적은 치과 진료를 수행하는 데 필요한 진료 보조 인력을 양성하는 것에 있었다. 그런데 때때로는 여전히 치과위생사의 역할이 진료 보조 인력에만 치우쳐져 있는 건 아닐까 하는 노파심이 든다.

양질의 의료서비스를 위해서는 인력이 가장 중요하다. 아무리 시스템이 좋아도 그 시스템을 수행할 사람이 없다면 무용지물이다. 대학에서 인력을 양성하는 데 일정 시간의 준비 기간이 필요하다. 그 시간 동안 구강보건의 발전을 위해 주도적인 역할을 하고, 전문능력을 향상을 위해 지속적인 자기 계발할 수 있는 역량 있는 치과위생사가 될 수 있도록 교육하고 노력해야 한다.

4차 산업혁명과 마주한 치과위생사

4차 산업혁명은 로봇공학, 가상현실(VR), 인공지능(AI)과 같은 혁신적인 기술들이 우리의 삶에 스며들어 정치, 경제, 문화, 의료 등 많은 영역에서 일하는 방식을 변화시키고 있다. 의료계는 이미 노인전문 간호 보조 로봇으로 기저귀 교체 기능 및 교체 시점 등을 알려 주어 노인들이 쾌적하게 지낼 수 있도록 도와주고 있다. 이를테면 병원 용품 운반 및 실내공기 살균과 탈취 업무까지 담당하고 있는 로봇 '키로', 사람 손을 대신하여 예리한 메스를 잡아 암 덩어리를 잘라내고 정밀하게 실과 바늘로 찢어진 부위를 꿰매는 수술 로봇 '다빈치', 복약 시간 안내, 긴급 상황 시 응급구조 지원 등 고령의 보훈 대상자들의 건강관리를 위한 돌봄 로봇 '파이보', 환자의 접수 및 서류 업무들을 돕는 키오스크 등 4차 산업혁명 기술들이 유입되었다. 그로 인해 환자의 편의성과 의료진들의 업무능력 효율성을 높아지고 있으며, 스마트한 병원으로 발전해 가고 있다.

4차 산업혁명에 따른 변화에 맞춰 치과위생사도 준비되어야 한다. 그러려면 치과위생사 및 치위생과 학생들을 대상으로 한 4차 산업혁명 교육이 필요하다. 광주여자대학교 치위생학과 김선영 교수의 "치과위생사와 치위생과 학생들의 4차 산업혁명에 대한 인식도와 교육요구도에 관한 연구"의 논문 일부 내용을 보면 광주와 전남 지역의 치과 병·의원에 근무하고 있는 임상 경력 1년 이상의 치과위생사와 3년제 대학 2, 3학년 대상으로 4차 산업혁명에 대한 개념 및 영향력 인지 정도에 따른 연구 결과 치위생과 학생 90.4%, 치과위생사 80.3%가 4차 산업혁명에 대한 교육요구도에서 필요하다고 답하였다. 그리고 대다수는 아직 4차 산업혁명에 대한 교육 경험은 없는 것으로 나타났다.

그럼 어떤 준비가 필요할까? 4차 산업의 발달로 사물에 센서를 부착해 실시간으로 데이터를 인터넷으로 주고받는 기술이나 환경인 사물인

터넷이나 IT 기술을 몸에 착용하는 웨어러블 기기로 근육량과 체지방을 측정하여 건강관리를 하거나 병원에 가지 않아도 혈당 측정을 하여 사전 예방 차원의 의료개념이 자리 잡으며 헬스케어 시장이 크게 성장할 것으로 보인다. 이에 치과계 또한 예방 차원의 진료가 활발해질 것이다. 구강 관련 질환을 예방 및 구강 관리를 안내하는 사람으로서 구강보건 교육 등을 실시하고, 학교와 보건소 집단 구강 검사, 칫솔질 교육, 모자 구강보건 교육 등의 업무를 담당하는 치과위생사의 전망은 더욱 좋아질 것으로 예견된다.

구강병 예방을 통한 구강 건강증진에 이바지하는 '비외과적 치주처치'[4]에 대한 포괄치위생관리(CDHC)[5]의 주도적 수행은 4차 산업 시대에 치과위생사가 준비해야 할 일이다. 광주의 모 대학의 치위생학과는 학과 홈페이지에 포괄치위생관리(CDHC)의 특화 및 차별화된 치위생 교육과정 운영을 통하여 학과 경쟁력을 강화하고 있다고도 소개하고 있다. 앞으로는 특화된 프로그램으로 교육과정을 진행하는 곳이 점차 더 많아질 것으로 보인다.

예전에는 임시치아를 직접 깎고, 보철 인상을 구강 상에서 직접 체

---

4 스케일링 및 치근활택술, 치주소파술 등 치은염증을 일으키는 모든 국소적 자극인자를 제거함으로써 염증제거 효과와 장기적인 측면을 고려한다. 이를 토대로 환자의 치태조절을 하며 치은 건강을 증진하는 처치, 외과적 치주치료를 위한 전단계이기도 하다.

5 건강한 사람이 구강병에 이환되지 않고, 구강병이 진행 중인 환자가 더 이상 진전되지 않도록 구강건강을 유지하고 증진시키기 위한 예방업무 및 처치 업무를 수행하도록 한다. 또한, 구강건강을 효율적으로 관리 및 유지하고 달성하도록 구강보건교육 업무를 실시하는 것이다.

득했다. 그러나 요즘엔 CAD/CAM[6]을 활용하여 치과에서 원데이로 보철 제작을 하거나 구강 스캐너로 환자의 지대치[7]를 스캔하여 기공소에 파일로 전송하여 제작하기도 한다. 임시치아도 스캔 후 3D프린터로 깎아 낸다. 하지만 기계가 워낙 고가이기도 하고, 아직까진 사람이 직접 하는 것보단 시간 소요도 많기 때문에 상용화되지는 않고 있다. 그러나 앞으로는 구강 스캐너, CAD/CAM의 시스템을 도입하는 치과가 점차 증가할 것이다. 이러한 시대에 발맞춰 구강 스캐너를 잘 활용할 수 있도록 교육이 지속적으로 이루어져야 한다.

4차 산업혁명 시대가 요구하는 인재는 창의력, 소통 능력, 협동 능력 등을 가진 사람이라고 한다. 지금도 사람을 응대하는 서비스는 중요하지만, 4차 산업혁명 시대에는 인공지능이나 디지털 기술들이 이전까지 인간이 해 오던 업무의 상당 부분을 대신하게 된다. 인간적인 감정이나 감성들이 배제되기 쉽고, 그럴수록 정신적인 위로와 공감이 중요해진다. 기기가 할 수 없는 따뜻한 말 한마디와 환자에 대한 진심은 앞으로 펼쳐질 변화에 맞설 수 있는 큰 무기가 되어 줄 것이다.

6 구강 내부를 스캔 후 보철을 제작하는 디지털 장비.
7 보철치료 전 치료계획 단계에서 보철물을 지지하는 역할을 하는 치아.

치과위생사 되기

치과위생사가 되기 위해서는 3년제 전문대학의 치위생과나, 4년제 대학교의 치위생학과를 졸업해야 한다.[8] 그다음 한국보건의료인국가시험원에서 매년 1회 시행하는 국가시험을 치르고, 합격을 하면 보건복지부 장관의 면허가 주어진다.

20여 년 전에는 2년제 과정의 치위생과도 있었다. 그러나 치과위생사가 되기 위해서는 다양한 과목들을 배우고 이해해야 한다. 이를 보완하고, 치위생과 교육의 전문화를 가속화하기 위해 1994년부터는 기존의 2년제 교육을 3년제로 연장하였다.[9]

---

8 대학 졸업 후 대학원 진학을 목표로 한다면 4년제, 3년제의 경우 대학원 진학을 원할 시 전공심화과정을 수료한 한 후에 가능하다.

9 권현숙, 최병옥. 〈한·미·일 치위생사 양성기관의 교과과정 비교〉. Journal of Korean Society for Health Education and Promotion. 2000.

국가시험을 보기 위해 이수해야 하는 필수 전공과목은 총 21개다.[10] 여기서 200문항의 시험문제가 출제되는데 이는 모든 교과목들에 대한 공부를 꼼꼼하게 해야 함을 의미한다. 하지만 너무 걱정할 필요는 없다. 최근 치과위생사 국가시험 합격률을 살펴보면 2019년 84.6%, 2020년 74.1%, 2021년 80.8%, 2022년 82.1%로 꽤 높은 편이다. 대학을 다니는 3년 동안 해당 내용을 끊임없이 배우게 될 뿐만 아니라 모의고사나 특강 등을 통해 국가고시를 철저하게 대비한다. 3년간의 수업만 잘 따라간다면 합격은 크게 문제되지 않는다.

+ + +

치과위생사가 되기 위한 필수 관문인 치과위생사 국가시험! 생각보다 만만치 않다. 대학교 2학년 때까지는 벼락치기만으로도 전공 시험을 치를 수 있지만, 국가고시는 어림도 없다. 학교에서 치르는 시험은 F 학점을 받아도 재수강을 하면 되지만, 국가고시는 단번에 합격하지 않으면 졸업 후엔 더 힘들어진다는 선배의 말을 숱하게 들었다. 시간과 비용과 에너지를 계속해서 써야 한다는 부담감도 무시할 수 없다. 꼭 합격하고 싶었고 그러기 위해서는 공부에 조금 더 집중할 수 있는 환경이 필요했다.

친한 동기 2명과 기숙사 신청을 하는 것으로 마음가짐을 새롭게 했

---

10 과목 명칭은 이 책의 제2장, 〈치위생과생이 되다〉에서 보다 상세하게 살펴볼 수 있다.

다. 집과 대학의 거리가 가까운 편이었음에도 오고가는 시간을 공부에 투자하고 싶었다.

당시에 내가 사용했던 기숙사는 4인 1실이었다. 나를 포함하여 3명이 국가고시를 준비하는 3학년이라서 그런지 아무도 추가 지원을 하지 않았다. 고시원을 방불케 하는 우리와 함께 기숙사를 쓰는 건 쉽지 않은 일일 테다. 덕분에 시험 준비에 더욱 집중할 수 있는 환경이 조성되었다. 남은 것은 인내와 노력이다.

3학년 2학기가 시작되면서 본격적인 국가고시 대비를 위한 모의고사를 보기 시작했다.

'고등학생도 아닌데 야간자율학습도 모자라 모의고사라니!'

처음엔 국가고시 모의고사를 치르는 것이 내심 불만스러웠다. 마음이 내키지 않으니 긴장감도 없었고, 긴장감이 없으니 타이트하게 공부하지도 않았다. 그 결과 첫 모의고사에서 낙제점을 받았다. 다소 충격이었으나 당연한 결과였다. 200점 만점에 120점을 넘어야 합격인데 110점 정도에 그쳤다. 그런데 이때까지도 어떠한 불안감이나 압박감은 느끼지 못했다. 다시 마음을 다잡고 공부하면 되니까, 이건 모의고사에 불과하니까 등 스스로와 타협하며 마음을 다독였다.

그런데 막상 성적표가 게시판에 붙어 버리자 엄청난 부끄러움이 몰려왔다. 낙제한 학생들만 모여 다시 재시험도 봐야 했다. 더 이상 물러설 곳이 없었다. 두 번의 낙제는 스스로도 용납할 수 없었기에 부족한 과목은 밤을 새워 공부했고 그 결과 가까스로 낙제를 면했다.

못마땅하게 여겼던 모의고사는 현재의 내가 갖고 있는 지식과 상태를 인지시켜 주는 좋은 계기가 되었다. 그러니 대학생인데 왜 고등학생처럼 모의고사를 봐야 하냐는 식의 생각은 잠시 접어두는 편이 좋다. 그래야 치과위생사가 되고자 하는 꿈을 이룰 수 있다.

긴장됐던 치석 제거 실기시험

실기시험에서 소위 '기구 빨'이라도 세우고 싶었던 나는 고무 패킹이 되어 있는 최고가의 스케일러를 구매했다. 고무 패킹이 되어 있는 스케일러는 손 고정이 잘 되기 때문에 손가락이 미끄러지는 것을 방지할 수 있다.

그런데 이럴 수가! 막상 시험을 보는 곳에 준비된 기구는 얇디얇은 고무 패킹이 없는 스케일러였다. 하는 수 없이 짬짬이 동기의 스케일러를 빌려 연습하기도 하고, 국가고시 준비에도 최선을 다하며 지내다 보니 실기시험이 있는 11월이 성큼 다가왔다.

긴장감 때문인지, 날씨가 유독 추웠던 탓인지 순번을 기다리는 동안 두 손은 얼음장이 되어 갔다. 실기시험에서 가장 중요한 역할을 해 줄 손이 시리고 뻣뻣하게 굳어 가는 와중에 식은땀까지 났다.

'왜 핫팩을 챙길 생각을 못 했을까?'

순간 스스로가 원망스러웠다. 손이 굳으면 stroke[11]도 부드럽게 안 되고, 땀까지 나면 기구에 손 고정도 잘 안 될 텐데…. 이런저런 걱정을 하고 있을 때 한 동기가 귤껍질 안쪽을 손에 비비면 덜 미끄럽다면서 귤을 건네주었다. 몸이 살짝 떨릴 정도의 추위 속에서도 귤은 달콤하였고, 동기의 말대로 손에 귤껍질 안쪽의 하얀 부분을 열이 나도록 비비면서 열심히 묻히고 있다 보니 어느덧 내 차례가 되었다.

시험장에는 시험감독관 세 명과, 시간을 측정하는 사람이 한 명 있었다. 감독관 앞에서 평가받는 것도 참 떨리는 일이지만, 4분이라는 시간제한은 나를 더욱 초조하게 만들었다.

치석 제거는 상하악, 좌우측, 절치와 구치부, 치은연상, 연하로 나누어졌고 총 열여섯 개의 부위 중 무작위로 선정되어진 것을 진행해야 한다. 책상 위에는 치석 제거를 해야 할 부위가 적힌 종이가 놓여 있었다. 치은연상의 부위로 하고 싶었지만 내 뜻대로 되는 건 없다. 떨리는 손과 마음을 부여잡고 stroke을 시작했다. 극도의 긴장감 속에서 내가 무엇을 하고 있는지도 모른 채 시험을 치렀다. 그간 밤낮 없이 연습한 결과인지 무사히 끝낼 수 있었다.

실기시험에는 4분이라는 시간제한이 있다. 실전에서 그간의 노력을 헛되게 하지 않으려면 타이머로 시간을 맞춰 연습하는 습관을 들여야

11 치석 제거 동작.

한다. 치아모형인 '덴티폼'에 치석을 제거하는 자신의 모습을 영상으로 촬영하여 모니터링하는 작업도 필수다. 객관적인 시선으로 내가 잘 하고 있는지, 힘을 세게 주지는 않는지, 손동작은 제대로 하고 있는지 등을 면밀히 검토해 볼 수 있다.

연습벌레로 유명한 JYP의 수장, 박진영은 한 오디션 프로그램에서 이렇게 말했다.

"자신감은 어마어마한 연습에서 나와요."

"재능 있는 사람이 꿈을 이루는 게 아니에요. 매일 자신을 채찍질하면서, 이겨나갈 수 있는 사람이 꿈을 이루는 거예요."

꾸준한 연습과 준비가 뒷받침되어 있다면 어떤 환경 속에서도 제 실력은 발휘될 것이다.

결실의 시간

실기시험이 끝났다는 해방감을 즐길 새도 없이 연이어 다가올 필기 시험을 준비해야 했다. 시험을 앞둔 대다수의 학생들은 밥을 먹을 때도, 화장실을 갈 때에도 손에서 책을 놓지 않았다.

그런데 나는 사람이 많은 곳에서는 무언가에 집중을 잘 못하는 편이었기 때문에 식사 시간에는 밥에 집중했고, 동기들이 도서관에 갈 때면 혼자 기숙사에 남아 공부했다. 친구들과 함께 있으면 수다를 떨거나 나가 놀고 싶은 유혹이 생길 것 같았다. 한 자리에 얌전히 앉아 공부하는 타입이 아닌 나 스스로를 잘 알고 있는 까닭이기도 하다.

주로 음성이 없는 클래식이나 반주 음악을 틀어 놓고, 침대에 엎드려서 하는 공부를 좋아했다. 가장 온전히 집중할 수 있는 방법이다. 15년이 더 지난 지금도 강의 자료를 만들거나 글을 써야 할 때면 지브리 스튜디오의 음악 같은 피아노 곡을 듣곤 한다. 그럴 때면 일에 더욱 몰입할 수 있게 되어 작업 속도에 박차를 가할 수 있다.

할 수 있는 모든 준비를 끝내고 국가고시 필기시험 전날 서울로 향했다. 지방에서 상경한 나와 동기들은 삼성역 근처에 숙소를 마련했다. 모처럼 온 서울 구경도 하고, 저녁부터는 마지막 복습에 모든 정신을 쏟았다.

대망의 시험 당일, 시험장에 도착하니 후배들이 열띤 응원을 펼치고 있었다. 후배들의 수많은 격려 속에 의지를 다지며 입장했다. 시험은 1, 2교시로 나눠지며 오전 9시에 시작하여 점심시간인 12시 20분 정도에 종료된다.

난이도가 높게 출제되는 과목은 해마다 다르다. 2006년도에는 '공중보건학'이 모의고사보다 훨씬 어렵게 출제되었다. 120점을 넘기면 합격이지만, 과목마다 과락이 있었기 때문에 그간 더 열심히 하지 못한 것을 후회하기도 했다. 다행히 공중보건학을 제외한 과목들은 그리 어렵지 않았고, 최선을 다하자는 생각으로 마지막 시간까지 열심히 응하였다. 시험이 끝난 뒤 사전 채점을 해 보는 것도 잊지 않았다. 만족스러운 점수는 아니었지만 140점가량 나오는 걸 확인하고는 합격했다는 확신이 들었다.

국가고시 필기, 어떻게 공부하면 좋을까?

내가 침대에 엎드려서 공부하는 걸 좋아하는 것처럼, 개인마다 좋아하는 혹은 집중이 잘 되는 공부법은 모두 다를 것이다. 그럼에도 불구하고 보편적인 기준에서의 효율적인 공부법은 한 번쯤 소개할 만한 부분이라 생각되어 소소한 팁 몇 가지를 공유해 보고자 한다.

첫 번째는 과락이 있는 과목을 주의하는 것이다. 예전에는 여러 과목에서 과락 제도를 두고 있었지만, 현재는 '의료관계법규'에서만 과락을 적용하고 있다. 여기서 말하는 과락이란 시험점수가 120점이 넘는다고 해도 의료관계법규에서 8문제 이상을 맞추지 못할 시 불합격 처리됨을 의미한다.

과락을 면하기 위해서는 책 한 권을 달달 외울 정도의 암기가 필요하다. 그런데 의료관계법규 과목 특성상 공부를 하다 보면 '개설, 설립허가 취소, 면허의 취소, 자격정지, 결격 사유, 벌금'과 같은 법률적인 용어가 많아 처음에는 입에 잘 붙지 않을 수 있다. 나는 기숙사 동기들과 서로 문제를 내고 맞히는 형식으로 공부했다. 여러 명에서 하다 보니 은근한 승부욕도 생기고 재미도 더해져 평소보다 쉽게 암기할 수 있었다.

두 번째는 모의고사에서 틀린 오답을 따로 정리하는 것이다. 내가 학생이었을 때는 지금처럼 모의고사 문제집이 따로 판매되지는 않았기에, 학교에서 보는 모의고사에서 틀렸던 문제 위주로 상세한 해설을 필기해 가며 공부했다.

한 번 틀린 문제는 확실하게 입력해 놓지 않으면 또 다시 틀릴 가능성이 높다. 동일한 문제나 유사한 문제가 출제되었을 때 틀리지 않으려면 틀렸던 문제는 여러 번 복습해야 한다.

세 번째는 요약 정리 노트 만들기다. 이미 한 번씩 다 배운 내용들이지만 시간이 지나면서 내용들도 스쳐지나가 버리기 때문에 핵심 위주의 정리 노트를 만드는 것이 좋다. 정리하면서 전체적인 개념도 다시 한 번 상기시킨다면 주요한 부분을 빠르게 숙지할 수 있다.

국가고시 필기시험을 보러 갈 때 모든 책을 다 들고 갈 순 없다. 이때 요약 노트가 있으면 중요한 부분을 빠르게 훑어볼 수 있다. 일일이 손으로 필기하기가 어렵다면 컴퓨터로 편집해도 좋고, 그것도 힘들다면 출판사마다 요약집을 출간하고 있으니 자신에게 맞는 방법을 찾으면 된다.

치과위생사
자가 진단

☐ 끈기가 있는 편인가?

☐ 사람과의 관계는 어려워하지 않는가?

☐ 피에 대한 공포는 없는가?

☐ 센스가 있는 편인가?

어렸을 때부터 활발했던 나는 사람들과 이야기 나누는 걸 좋아했다. '낯을 가리는 성격'이라는 말은 자연히 나와는 거리가 있는 말이라고 생각했다. 그런데 고등학생 때 처음으로 속초의 한 건어물 가게에서 아르바이트를 하게 되면서 이 생각은 완전히 바뀌게 되었다.

당시 내가 했던 일은 지나가는 사람들에게 "아버님, 어머님 여기 품질 좋고 맛있는 건어물 있어요"라고 말을 걸며 영업하는 것이었다. 안

면도 없는 사람에게 말을 거는 것도 어려웠지만, 무엇보다 "아버님, 어머님"이라는 말이 목구멍에서 입 밖으로 쉬이 내뱉어지지 않았다.

치과 일을 처음 시작할 때도 마찬가지였다. "○○○ 님 들어오세요"라는 말은 자연스럽게 나왔지만 "아버님, 어머님"이라고 부르거나 환자분의 질문에 친근하게 답변하는 것이 무척 어려웠다. 지금이야 이 모든 일이 자연스러워지고 능숙해졌지만, 과거의 나는 상상도 못 할 만큼 수줍은 구석이 있는 사람이었다.

진료실 업무도 능숙하지 못했다. 워드나 프레젠테이션 만들기 같은 문서 작업은 곧잘 했지만, 그보다 더 중요한 치아를 prep[12]할 때 석션[13]을 하거나 라이트를 맞추는 것은 어려워했다. 자세 또한 좋지 않았다. 시간이 지나면서 인상채득[14]이나 Dental cement mix[15] 등에서는 여전히 긴장했지만, 그 외의 업무에는 어디서 나온 자신감인지 그 치과의 베테랑이 된 것처럼 행동하기도 했다.

사회에 발을 내딛는 첫 '1년'은 많은 것을 좌우한다. 직장생활을 하다 보면 일이 어렵고 막막해도 최소한 한 번의 신입 시절은 거쳐야 한다. 그러니 우선은 인내를 갖고 1년 동안 해당 업무를 경험해 보자. 그

---

12 보철물 인상채득을 하기 위해 치아를 깎는 행위.
13 입안에 고여 있는 침과 물 등을 빨아올리는 것.
14 치아의 수복, 보철 등의 치과치료를 할 때 필요한 치아 및 구강조직의 형태를 기록하는 것.
15 치과용 접착제 혼합으로, 치아에 보철을 붙일 때 사용한다.

시간 동안 자연스럽게 업무 스킬도 생기고, 치과의 전반적인 부분도 파악할 수 있는 능력이 생긴다. 그쯤 되면 내가 하고 있는 일이 진정으로 나와 잘 맞는지 아닌지도 판단할 수 있다.

나도 약 1년간은 데스크와 진료실 업무를 병행했고, 그 과정에서 '데스크가 적성에 더 맞는 것 같다'라는 생각이 들기 시작했다. 그때부터 마음 한편에서는 데스크로 진로 방향을 생각하게 되었다.

동기 중에도 1년 차에 큰 치과병원에서 근무하다 발치나 임플란트 등 외과적 진료 시에 보는 피가 싫어 교정치과로 이직한 케이스가 있다. 이후 몇 년이 지나 교정치과 실장이 된 동기는 지금도 활발하게 일하고 있다.

+ + +

'자리가 사람을 만든다'라는 말이 있다. 실제로도 우리는 현재 있는 자리에 어울리는 사람이 되기 위해 노력하기를 마다하지 않는다. 나도 데스크 실장이 되기 전까지는 전공 책만 볼 뿐 따로 세미나를 다니면서 공부하는 치과위생사는 아니었다. 술 마시고 놀고 쉬는 것을 더 좋아했다. 그런데 실장 자리에 앉고 나서부터는 실장 자리에 대한 책임감이 상당히 커졌다.

환자를 유치해야 병원 매출에 도움이 되고, 그러한 부분들을 나의 노력을 쏟아 인정받는 뿌듯함도 있었지만 무엇보다 나를 믿고 치료를 진행하는 환자분들을 보면 의욕이 생기지 않을 수가 없다. 동시에 나의 실수로 인해 병원에 대한 신뢰감이 떨어질 수도 있고, 매출에도 영향을 미칠 수 있기에 막중한 책임감을 갖고 일할 수밖에 없었다. 실장 자리에 어울리는 사람이 되기 위해 세미나도 듣고 따로 공부도 하며 노력하기 시작했다.

가장 중요한 능력

병원에서 상담은 매우 중요하다. 상담실에 들어가기 전에 전체 비용, 기본 소개 할인 비용 그리고 추가 할인까지도 계산을 해 놓는다. 상담 과정에서의 계산 착오를 방지하고자 함도 있으나, 경우의 수를 최대한 많이 생각해 놓고 상담을 해야 환자의 이해를 돕는 것도 쉬워진다.

내가 재직했던 치과의 주 고객층은 노년층이었는데, 어르신 환자는 자신의 이름을 말하지 않아도 먼저 알아봐 주는 것을 원한다. 전자차트가 없던 시절에는 환자의 인상착의 특징 등을 메모장에 적어 기억했다. 그러면 다음 내원 때는 "○○○ 님, 안녕하세요. 머리 스타일 바뀌셨어요?" 등의 인사를 할 수 있고, 환자들도 그런 인사를 반가워한다.

컴플레인 환자와 통화를 해야 할 시에는 어떤 말들을 할지 메모장에 적어 보거나, 환자가 한 번 더 따질 수 있는 부분까지도 생각해 보고, 답변을 미리 정리한 뒤 전화를 하였다. 그렇게 하면 내가 당황할 수 있는 상황을 최소화하고, 전하려던 말도 모두 안내할 수 있게 된다.

시간이 흐름에 따라 쌓이는 경력과 연륜은 치과에 좀 더 적응을 잘 하도록 도와주긴 하지만 그 자리에 맞는 사람이 되기 위해, 더 발전되기 위해서는 끊임없는 공부와 노력이 필요하다. 대학교수를 한다고 하더라도 치과 임상을 잘 알아야 학생들에게 보다 구체적인 강의를 해 줄 수 있는 것처럼 모든 일은 기본이 중요하다.

치과위생사로서 직접적으로 환자를 대면하는 것보다 진료실 업무가 더욱 재미있게 느껴진다면 추후에 진료실장이 될 수도 있다. 반대로 환자를 응대하는 게 더 좋다면 데스크 실장으로 가면 된다. 치과의 시스템을 구축하는 일이 더 흥미롭다면 다양한 치과 경험을 쌓고 총괄실장, 경영실장이 될 수도 있다.

이 책을 집어 들었다는 것은 이미 치과위생사에 관심이 많다는 것 아닌가. 그러니 '내가 치과위생사라는 직업에 잘 안 맞으면 어쩌지?'라는 고민하지 않길 바란다. 처음부터 잘 맞는 일은 없다. 자신이 노력한 만큼 경력이 쌓이고 그렇게 프로가 된다. 처음부터 숱하게 밀려오는 걱정이나 두려움 따위로 인해 오랫동안 품어 왔던 꿈을 포기하는 일은 없길 바란다.

(제2장)

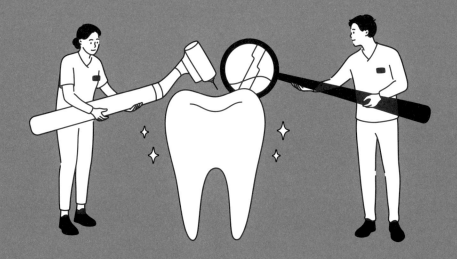

운명의
시작:

슬기로운
대학생활

치위생과생이
되다

대학에 입학하게 되면 초등학생 때부터 꾸준히 학습해 왔던 국영수로 대표되는 교과목들과는 차원이 다른 이론들을 마주하게 된다. 치위생과에서는 치아 형태학, 치의학 용어, 방사선학 등의 과목을 배운다. 과목 이름이 생소한 것 이상으로 내용도 낯설고 복잡하다. 그러나 앞서 설명한 과목들은 치과에서 일할 때 반드시 알아야 할 지식이면서 치과위생사의 면허를 취득하기 위한 국가고시의 전공과목[1]이기에 그 중요성은 두말하면 입이 아플 정도다.

---

1   총 21과목으로 의료관계법규, 구강병리학, 구강해부학, 치아 형태학, 구강조직학, 구강생리학, 구강미생물학, 지역사회 구강보건학, 구강보건통계학, 구강보건행정학, 구강보건교육학, 예방치과처치, 치면 세마론, 치과 방사선학, 치과 보존학, 치과보철학, 소아 치과학, 구강악 안면외과학, 치주학, 치과재료학, 치과교정학이 있다.

치과 재료 및 기구, 보존, 치주, 외과, 교정의 진료, 스케일링하는 방법과 자세, 엑스레이 판독하기, 치아를 형태적으로 구분하는 등의 치과 위생사로 근무하면서 알아야 하는 것을 배우며 실습하게 된다.

그중 치과 일을 시작하면서 많이 보았던 책은 『치의학 용어』와 『치아 형태학』, 『치과임상 기초』였다. '치의학 용어'는 단어 자체도 어려웠지만 외워야 할 단어도 상당히 많다. 지금은 일상용어처럼 익숙해진 단어들이지만 학생 때는 어렵게 외워 겨우 쪽지 시험을 보곤 했다. 참고로 치의학 용어는 원장님이 환자를 진단 및 치료하고 차팅할 때도 사용

내용	약어	내용	약어
치아우식증(Caries)	$C_1 \sim C_4$	타진(Percussion)	P+-
잔존치근(Root rest)	RR	전기치수검사(EPT)	E+-
누공(Fistula)	Ft	근심교합면(Mesio-occlusal)	MO
골절(Fracture)	Fx	원심교합면(Disto-occlusal)	DO
치간공극(Interdental space)	V	근원심교합면(Mesio-occlusal-distal)	MOD
치아동요(Mobillity)	$M_1 \sim M_3$	설측교합면(Linguo-occlusal)	LO
치경부 마모(Cervical abrasion)	Abr	협측교합면(Bucco-occlusal)	BO
교모(Attrition)	Att	근심절단면(Mesio-incisal)	MI
농양(Abscess)	Abs	원심절단면(Disto-incisal)	DI

표 1. 치과 약어(출처: 치과임상기초)

CRF or CA	Cervical abrasion Resin Filling	치경부 마모증 레진 충전
OP	operation or implant surgery	임플란트 수술
sc	scaling	스케일링
cu	curettage	치주소파술
imp	impressing	인상채득
cr set	crown setting	보철부착
T/S	temporary Setting	임시부착
F/S	Final Setting	완전부착
ext	extraction	발치
RCT	Root canal treatment	신경관치료
AO	Access Opening	치수강개방
PE	Pulp extirpation	발수
CE	Canal Enlargement	근관 형성
CI or CD	Canal Irrigation, Drying	근관세척 또는 건조
CF	Canal Filling	근관 충전
WLD	Working Length Determination	근관장 측정 (작업길이)
prep	Preparation	치아를 삭제하는 행위
s/o	Stitch out	봉합사 제거
I&D	Incision and Drain	구강내소염술, 절개 및 배농
CLP	Crown lengthening	치관확장술, 치관연장술
dr	Dressing	소독
Apico	Apicoectomy	치근단절제술
wire temporary or flipper or temp denture		임시틀니

표 2. 치과 약어 (출처: 치과임상기초)

하고 환자 예약을 잡을 때도 사용된다. 치의학 용어를 모른다면 차트를 봐도 내용을 인지하지 못할 뿐더러, 예약 표를 봐도 어떤 진료를 하는지 이해할 수 없다.

치의학 용어를 잘 알고 있더라도 임상에서 사용하는 진료 약어는 잘 모를 수도 있다. 치과마다 사용하는 약어가 다른 경우도 많아 약어만 보고 그 의미를 유추하기가 어려운 경우도 있다.

예를 들어 Cervical abrasion Resin filling은 '치경부 마모증 부위를 레진으로 메움'이라는 말인데 예약 표에서는 이 말을 줄여 CRF라고 적거나 CA라고만 적기도 하고, 신경치료의 경우를 보면 근관을 소독하는 것의 Canal irrigation을 CI라고 표기하는 병원도 있다. 근관의 건조로 Canal Drying로 CD로 적기도 한다. 치의학 용어 및 약어를 잘 알아 두면 환자의 진료기록을 확인하거나 예약 표로 어떤 진료를 진행하는지 파악하는 것에도 많은 도움이 된다.

치아 형태학은 치아의 구조와 형태에 대해서 자세하게 공부해 볼 수 있는 과목이다. 치아는 전치부(앞니), 소구치부(작은 어금니), 대구치부(큰 어금니)로 분류된다. 그런데 처음 치아 분류법을 접하게 될 때면 마치 우리가 외국인을 보고 모두 비슷하게 생겼다고 느끼는 것처럼 치아 역시 각각의 고유한 생김새가 있음에도 구분이 어렵다. 구치부를 구분해야 할 때도 상하악과 좌우 측 등 어디에 위치하는 치아인지 알아야 했다. 교수님이 들고 있는 치아 모형이 어디 위치한 어떤 치아인지를 맞춰야 하는 실습 시간이 무척이나 긴장되곤 했었다. 치아 구분을 잘 하기 위해서는 치아의 형태학적 교두 개수 및 형태, 치아 크기, 첨두 등 특징을 아는 것도 중요했지만, 동기들과 함께 모여 맞춰 가며 외우는 것이 기억에 잘 남았다. 여러 명이 모여서 공부를 하면 내가 생각하지 못했던 치아를 구분하는 형태의 특징적인 지식도 알 수 있다는 장점이 있다.

치아의 형태적 구조를 잘 이해하는 것은 치과 일을 함에 있어 매우 중요하다. 치과에서 가장 흔하게 하는 진료업무가 임시치아를 깎거나 보철물 부착 등인데, 임시치아를 깎을 때도 형태학적 구조를 잘 알아야 좀 더 수월하게 깎을 수 있다. 보철물 부착 시에도 치아의 위치를 생각해서 원장님께 보철물을 드려야 크라운을 한 번에 치아에 위치시킬 수 있다. 단 몇 초에 불과하지만 진료 시간 단축의 효과도 있다.

진료 설명을 할 때 상세한 설명도 가능해진다. 예를 들어, 아이가 실란트[2]를 하러 왔을 경우 보호자에게 단순히 "충치 예방에 효과적이어서 하는 것이 좋아요"라고 말하는 것이 아니라 "어금니는 울퉁불퉁하게 생겨서 사이 틈에 음식물 찌꺼기가 들어가거나 치태가 부착하여, 양치질이 제대로 되지 않으면 충치가 생길 수 있어요. 그래서 그 틈을 실란트로 메워서 음식물이 덜 부착되도록 해서 충치 예방효과가 좋습니다"라고 설명할 수 있다. 마모가 심한 환자분께도 "치아 마모가 심해서 치료

---

2 치아홈메우기로 치아의 교합면(씹는 면)에 있는 주름을 인위적으로 봉쇄해 이 안으로 음식물이나 세균이 들어가지 못하게 하는 시술.

가 필요해요"라는 일차원적인 안내만 하는 게 아닌, 원래 치아의 형태와 환자의 치아 형태가 어떻게 다른지 그래서 치아의 구조적으로 마모로 인한 증상까지 연결해서 설명한다면 환자의 이해도가 훨씬 더 높아질 것이다.

『치과임상 기초』는 졸업을 하고도 한참 동안 챙겨 보았던 책이다. 치과 진료 장비부터 치과 진료의 기초, 감염관리, 다양한 시술들의 준비과정들이 나와 있다. 이 책 한 권이면 임상에서 알아야 하는 체어의 구성과 술자와 협조자의 자세, 러버댐[3] 장착을 어떻게 해야 할지, 신경치료나 발치 및 치주치료 등의 기구 준비와 치료 과정 등도 쉽게 확인할 수 있다.

내가 신입으로 병원에 취업했을 때는 지금의 치과와 다르게 매뉴얼의 준비가 안 된 곳이 많았다. 어쩌다 매뉴얼이 존재하더라도 발치 시 준비해야 할 기구 목록과 같은 간략한 내용이 전부였다. 현재의 치과 중에서도 원장님의 스타일에 따라 진료방식이나 사용하는 기구가 다를 수 있어 직원이 쉽게 적응할 수 있도록 가이드 매뉴얼이 필요하지만 없는 곳들도 있다.

고연차 선생님들은 경력이 있으니 며칠만 지나면 전반적 업무를 파악하고 적응하겠지만, 신입님에게는 어려운 일이다. 이때 『치과임상

---

3 신경치료 시 방습을 위해 이용하는 얇은 고무막.

기초』는 진료를 이해하고 익힐 수 있게 도와주는 매뉴얼이었다. 퇴사후 이직할 때도 쉬는 기간이 길어지면 스스로 불안하고 나의 기억이 명확한지 확신이 없어 재취업 후에는 자주 찾아보며 업무에 빨리 적응하도록 했다. 이렇듯 전공 책들은 진료업무를 익히고, 적응하는 데 도움이 많이 될 수 있다. 치과 진료실 일이 어렵고, 적응이 필요한가? 그럼 어떻게 해야 하나 고민하지 말고 지금 당장 전공 책을 펴자.

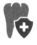

실습 노하우

"나는 무조건 대학병원!"

2학년 여름방학 실습을 앞두고 병원을 정할 때였다. 지금처럼 온라인 커뮤니티가 많이 발달하지 못했던 때라 마냥 대학병원으로만 가면 더 많은 것을 배울 수 있을 거라고 기대했다. 더군다나 나의 모교는 실습 기간이 2학년 때 여름과 겨울에 각각 한 달씩으로 짧은 편이었기 때문에 임상실습에 더욱 욕심이 났다. 그렇게 선택한 첫 실습병원은 강남의 모 대학병원이었다. 가장 인기 있는 실습병원 중 한 곳이었기에 수많은 학생들이 실습을 지원했고, 교수님은 정정당당하게(?) '가위바위보'로 결정하자고 하셨다. 나는 승리의 브이로 대학병원 실습생 자리를 쟁취할 수 있었다.

실습 전 준비

본격적인 실습에 앞서 미리 갖춰 두어야 할 게 있다. 깨끗한 유니폼과 간호화, 머리망, 실핀 등을 갖춘 단정한 복장, 필기를 위한 수첩과 볼펜, 임상실습 책이다. 또한, 실습에 들어가면 점심시간과 화장실을 갈 때를 제외하고는 하루 종일 서 있어야 한다. 다리가 항상 붓기 때문에 의료용 압박스타킹도 준비해 놓으면 좋다.

그러나 가장 중요한 건 강인한 정신력이다. 처음 나가는 실습이기에 긴장도 되고, 모든 행동도 서툴기 마련이다. 엎친 데 덮친 격으로 환자까지 많다 보면 영혼이 쏙 빠져 버려서 전에는 하지 않던 실수도 할 수 있다.

나 역시 첫 실습 때 많은 실수를 했고, 선생님들께 불려서 몇 번이고 혼도 났다. 어린 마음에 무섭고 서러웠던지 많이 울기도 했다. 그러나 실습 과정에서 혼나고 무언가를 새롭게 배우는 건 자연스러운 과정이다. 상처받기보다는 "죄송합니다. 앞으로 주의하겠습니다"라고 말하고, 업무에 다시 집중할 줄 알아야 한다. 정말 별 것 아닌 것처럼 생각되는 죄송하다는 말 한마디가 사회생활에서 주는 힘은 크다. 이 모든 건 사람이 하는 일이기에 실습 때는 눈을 마주치기도 힘들었던 선생님과도 점차 가까워지고 정이 들면서 실습이 끝난 이후에도 연락을 이어나갔다. 나를 가르쳤던 선생님도 상당한 애정을 갖고 지도를 해 주셨단 걸 몸소 느꼈기에 계속 보고 싶었던 걸지도 모른다. 그러니 실습이 힘들더라도 뛰쳐나가지 말고 하루하루를 소중하게 버텨 낼 정신력을 준비하자.

실습자세

사회에서는 인사만 잘해도 반은 성공한다. 병원 실습에서도 마찬가지다. 실제로도 먼저 인사해 주는 사람을 싫어하는 이는 없다. 누군가가 나에게 인사한다는 것은 상대로부터 인정받는다는 느낌을 주기 때문에 인사를 한다는 행위만으로도 존중의 느낌을 충분히 전달할 수 있다. 처음 실습을 가면 모두가 낯설고 어색하게 느껴지겠지만 "안녕하세요" 같은 기본적인 인사는 잊지 말고 하자. 나의 첫인상을 긍정적으로 만드는 가장 쉬운 방법이다.

적극적인 자세로 실습에 임하는 것 역시 중요하다. 수첩과 펜은 항상 내 신체의 일부분처럼 갖고 다니면서 메모하는 습관이 필요하다. 필기를 열심히 하는 것도 중요하지만 모르는 게 생기면 우물쭈물하며 가만히 있지 말고 적극적으로 물어보는 모습이 실무자들 눈에는 더 좋게 보인다. 그렇다고 누가 봐도 바쁜 상황이나 대답할 여력이 안 되는 상황에서 묻는 건 금물이다. 지금 당장 질문할 타이밍이 아니라고 판단된다면 이해가 잘 되지 않는 내용을 메모해 두었다가 조금 여유가 생기면 질문하는 것이 좋다.

실습일지

15년 전이나 지금이나 실습을 나가서 실습일지를 쓰는 것은 변함이 없다. 새벽부터 일어나 늦은 저녁이 되어야 끝나는 실습을 매일 같이 반복해야 하는 상황에서 실습일지까지 쓰는 것은 굉장히 피곤한 일이기도 하다. 그러나 임상실습은 성적에 포함되는 중요한 부분이기에 실습일지 또한 잘 작성하는 것이 중요하다. 대학병원에서 실습할 때는 실습하는 과에 따른 주제가 주어지기도 하고, 때로는 업무 중 실수를 한 부분에 대한 주제가 주어지기도 했다. 실습일지를 잘 쓰는 몇 가지 팁을 공유해 보자면 다음과 같다.

첫째, 실습을 할 때 꼼꼼하게 메모하는 습관을 기르자!

실습하는 과정에서 선생님들이 진료 과정, 기구, 멸균 등에 관해 설명을 해 줄 것이다. 초반에는 치의학 용어나 기구 이름들이 다소 생소하게 느껴질 수 있다. 그렇다고 가만히 듣고만 있으면 까먹기 십상이다. 메모를 해 두었더라도 나중에 그 내용을 다시 보면 '이 말을 왜 썼지?'라는 의문이 들 수도 있다. 필기를 할 때에는 앞뒤의 상황도 함께 메모해 놓도록 하자.

둘째, 임상 책을 참고해서 작성하자!

학교에서 배운 내용이라 할지라도 머릿속에 온전히 저장되어 있는 것이 아니라면 사소한 부분에서 실수하거나 헷갈릴 수 있다. 내용을 정확히 확인하고 내가 써야 할 주제에 알맞게 적는 것이 필요하다.

셋째, 시술 과정의 그림을 그려 보자!

과거에는 실습 시 핸드폰을 소지할 수 없었기 때문에 대다수의 실습생들이 그림으로 시술 과정을 기록했다. 요즘에는 허락을 구하고 사진을 찍을 수 있는 경우도 있으나, 그럴 수 없는 상황에서는 참고자료로 그림을 그려 놓도록 하자. 그림이나 사진은 내용을 복기하기 쉽고, 일지의 디테일까지 높여 주는 역할을 한다.

넷째, 일지 하단에 궁금한 점을 써 보자!

실습 담당 선생님이 일지를 검사할 때 내가 써 놓은 질문에 대해 구체적인 피드백을 남겨 주시곤 했다. 해답을 보면서 다시 한번 공부해 볼 수 있는 시간이 되기도 했고, 선생님께도 실습에 열심히 임하고 있다는 인상을 남겨 줄 수 있다.

졸업 후 치과위생사가 되고 내가 실습 학생을 맡게 된 적이 있었다. 없는 시간을 쪼개 여러 정보를 알려 주어도 듣는 둥 마는 둥 하거나 집중하지 않는 학생들을 볼 때면 허탈한 마음이 들었다. 잘 하고 못 하는 것을 떠나서 열심히 하는 사람은 언제나 보기 좋다. 이는 높은 실습 점수로도 이어질 확률이 다분하니 언제나 성실한 자세로 임하자.

다섯째, 소감을 작성해 보자!

실습일지에는 소감을 작성하는 칸이 별도로 있다. 그곳에 당일 실습을 하면서 느낀 점이나 인상 깊었던 상황 등을 써 준다면 담당 선생님도 학생의 생각이나 상태를 파악할 수 있어 좋다.

대학병원 vs 개인병원

실습은 어떤 규모의 병원에서 하는 게 좋을까? 우선 대학병원에서는 보철과, 외과, 치주과, 교정과 등 다양한 케이스를 볼 수 있다는 장점이 있다. 일반 치과에서는 할 수 없는 난이도 높은 진료 경험도 마찬가지다. 그러나 규모가 큰 만큼 모든 과를 돌 수는 없다. 최대 2~3개의 과 정도만 경험해 볼 수 있다.

교수님 진료는 Observation(임상실습 관찰)을 하면서 배우는 경우가 많다. 대게는 레지던트 선생님을 따라다니면서 어시스트를 하게 된다. 그중 치주과의 레지던트 선생님을 따라다니며 어시스트를 단독으로 했을 때는 first assist(메인 어시스트)로 발치 및 간단한 치주수술 등의 석션을 잡아 볼 일이 많았던 덕분에 석션의 경험을 쌓기 좋았다.

개인병원의 경우 치과의 전반적인 진료를 볼 수 있다. 병원마다 차이가 있겠으나 기본적인 어시스트를 경험하거나 기구 소독과 진료 및 재료 준비 등의 업무를 배울 수 있다. 특히 대학병원에서는 경험할 수 없는 데스크의 접수 및 수납 등의 업무도 해 볼 수 있다. 실습할 병원을 선택할 기회가 있다면 최대한 다양하게 경험해 보자. 그래야 나와 맞는 병원의 규모를 가늠할 수 있다.

학점은행제와
전공심화 과정

4년제인 치위생학과를 졸업했다면 별도의 학점은행제나 전공심화 과정 없이 대학원 진학, 치위생과 계약직 강사를 지원해 볼 수 있는 요건이 주어진다. 간혹 전문학사임에도 다양한 활동(치과위생사이자 컨설턴트, 작가 등을 겸하는 경우)을 하고 있는 경우, 계약직 강사로 일하는 케이스도 있었다. 그러나 대게는 앞서 나열한 자격요건을 갖춰야 한다. 3년제 전문학사이지만 대학원 진학을 생각하고 있거나 대학 강사, 교수 등의 꿈을 꾸고 있다면 4년제 과정의 학점 이수가 필요하다.

학점은행제와 전공심화의 차이는 '학위를 주는 명의'다. 학점은행제 과정으로 학위 과정을 취득하면 교육부 장관의 이름으로 학위를 받게 되고, 전공심화 과정으로 학위 과정을 취득하면 전공심화를 개설한 대학의 이름으로 학위를 받게 된다. 나도 3년제 과정의 전문대를 졸업한 후 공부를 좀 더 하고 싶은 욕심이 있어 전공심화 과정을 신청했었다.

이때 가장 좋은 선택지는 '모교에서의 전공심화 과정 이수'다. 아무래도 친분이 있는 교수님들이기에 교류도 쉽고 조언을 얻기도 효율적이다. 그러나 모든 상황이 맞지 않았던 탓에 서울의 보건대 중 한 곳에 전공심화 과정을 신청했다.

전공심화 과정 역시 대학 입학 전처럼 오리엔테이션을 한다. 그런데 현실적이지 못했던 나는 오리엔테이션을 다녀온 기점으로 전공심화 과정을 취소했다. 오리엔테이션에서 찬송가를 부르고 말씀을 듣거나 하는 이유 때문이었다. 대학마다 특성이 있고 다른 것인데 무교인 나는 나만의 생각의 틀로 막혀 있던지라 그것을 이해하지 못하고 받아들이지 못했다. 지금 다시 생각해 봐도 참 바보 같았다. 이후 시간이 흘러 30대에 대학 강사 등을 하려 했을 때 전문학사라는 현실에 부딪혀 철없던 감정으로 전공심화 과정을 취소해 버린 것이 너무나 후회되었다.

전공심화 과정을 이수하고 싶다는 생각은 계속해 왔다. 그러나 수업과 업무 일정 조율 등의 이유로 심리적으로도 시간적으로도 여유가 없어 실행에 옮기지 못했다. 나는 아직 이루지 못했지만, 자신의 꿈을 위해 학위를 취득하고자 하는 마음이 있다면 결단력 있게 추진했으면 한다. 그리고 그렇게 나아가다 보면 다음 스텝을 밟고 있는 스스로를 마주하게 될 것이다. 2쇄를 찍는 현재, 오랜 시간 고민만 했던 학사취득을 위해 학점은행제로 삼육보건대학교 치위생학과에 4학년으로 입학하여 24년 8월에 졸업을 앞두고 있는 상태이다.

치과위생사의
진출 분야

"여기는 의사 선생님이 스케일링을 해 주시나요?"

간혹 이런 질문을 받는 경우가 있다. 치과위생사에 대한 인지도가
점차 높아지면서 스케일링은 치과위생사가 하는 일이라고 마땅히 알고
오는 분들이 대부분이지만, 가끔씩은 치과위생사가 직접 스케일링하거
나 인상채득을 하는 것에 대해 의혹을 제기하는 경우도 있다. 절대적으
로 바로잡아야 할 오해이다.

스케일링은 대학에서 정규교육을 받은 치과위생사의 고유한 영역이
다. 치과위생사의 법적 업무를 보자면 1973년 의료기사법 시행령에 의
거하여 '치아 및 구강질환의 예방과 위생에 관한 업무'로 정의되어 있
고, 이후 2015년 개정 후엔 추가 영역으로 임시충전, 임시 부착, 부착

물 제거, 치아 인상채득, 교정용 호선의 장착 및 제거 등의 업무가 명시되어 있다. 앞으로도 치과위생사의 업무 영역 범위는 더 다양하게 확장될 것으로 전망된다.

+ + +

직업을 고를 때는 비전이 괜찮은 직업을 찾게 되고, 실제로도 전망이 좋은 직업을 갖는 것은 중요하다. 그중 보건, 의료 계열은 건강과 밀접하게 관련되어 있어 우리의 삶에서 빠질 수 없는 분야다. 앞으로는 점차 고령화시대로 시대로 접어들기 때문에 의료 수준도 높아질 것이다. 자연히 그에 맞는 의료 인력도 필요하므로 의료, 보건 계열인 치과위생사의 미래 전망도 좋을 수밖에 없을 것이다.

내가 치위생과를 입학했을 때만 해도 그저 치과에 취업이 잘 되는 학과라고만 생각했었다. 대학 졸업 후 대부분의 동기는 병의원급 치과로 취업했지만, 실습 이후 치과에 대한 업무적 두려움으로 어떻게 해야 할지 고민하며 취업을 미루던 상황이었다. 그때 치위생과 조교로 일하고 있던 동기 언니에게 연락이 왔다.

"은지야, 너 보건소에서 일해 보는 건 어때?"

치과에 대한 두려움을 갖고 있던 것을 알았던 동기 언니는 보건소 구강보건실에 TO가 났다고 바로 연락을 준 것이었다. 그렇게 보건소 구강보건실의 면접을 봤고 계약직 치과위생사로 근무하게 되었다. 계약이 만료될 무렵, 재계약 여부를 결정해야 하는 순간이 찾아왔다. 구강보건실의 예방 교육, 예방 진료업무들은 재밌었지만 앞으로 더 많은 것을 배워야 할 저연차 시절이었기에 계약을 종료하게 되었다.

보건소 구강보건실 외에도 치위생과를 졸업 후 갈 수 있는 다양한 진로들이 있다. 앞서 말했듯 어떤 진로가 나와 잘 맞는지 잘 알아보고 취업 준비를 하는 것이 필요하다.

① 치과의원: 치과의원은 치과위생사들이 가장 많이 일하는 곳이다. 주변만 둘러보아도 동네에 꽤 많은 치과들이 있을 것이다. 일할 곳이 많다는 것은 취업이 쉽다는 장점이 될 수도 있지만, 취업이 쉽다는 말은 '이직도 많다'라는 의미도 된다. 어떠한 치과에 입사를 했을 때 개인이 갖고 있는 어떠한 기준이나 가치관에 부합하지 않을 시에 타 직종보다 쉽게 그만둘 수도 있다는 뜻이다. 여러 치과를 경험하면서 다양한 경험을 쌓고 더 나와 맞는 치과를 찾아가는 것도 좋지만 너무 잦은 이직은 제대로 된 경력을 쌓을 수도 없을 뿐더러 이직 시 불리하게 작용할 수도 있으니 신중하게 결정할 일이다.

② 대학병원: 대부분의 대학병원에서는 졸업학점과 토익점수를 본다. 진입장벽이 치과의원보다는 훨씬 높다. 치과위생사를 채용하는 인원도 무척이나 적기 때문에 경쟁률도 치열하다. 하지만 정년보장, 대기업 수준의 복지와 더불어 신입은 치과의원보다 높은 초봉으로 시작할 수 있다. 만약 이후에 건강보험심사평가원에서 공무원으로 재직하고자 하는 생각이 있다면 대학병원에서의 1년 이상의 경력

이 반드시 필요하므로 이러한 요소들을 종합적으로 고려해보면 좋을 듯하다.

③ 공무원 및 군무원: 보건소 계약직 근무도 가능하지만, 조금 더 공부를 해서 의료기술직 공무원이나 치과 군무원 등의 직업으로 취업도 가능하다. 응시 자격으로는 치과위생사 면허증을 소지해야 하고, 지역마다 시기와 공고 내용이 다를 수 있다. 거주지 제한도 따르기 때문에 일정이나 제한 사항들을 미리 꼭 확인해야 한다. 국립경찰병원 등의 의료기술직 공무원을 채용하는 경우 치과위생사 면허 취득 후 연구 및 근무 경력이 2년 이상일 때 응시할 수 있도록 조건이 있어 근무 경력에 부합한지 확인할 필요가 있다.[4]

④ 치과 관련 일반회사: 병원에서의 근무가 적성에 맞지 않는다면 치과 관련 일반회사로 취업도 가능하다. 오스템이나 메가젠, 덴티움 같은 여러 임플란트 회사들은 치위생과를 졸업하거나 치과 근무한 경력이 있는 분들을 필요로 해서 취업이 유리하다. 그리고 치아 손해보험 심사 팀에서 근무할 수도 있다. 치아보험 보험금의 청구 건에 대해서 보험 약관상 보험금 지급 여부 대상인지 확인하거나 보험금 지급 대상일 경우, 보험금을 산정하여 지급하는 업무를 담당

---

[4] 보건직공무원의 경우 자격증 가산점으로 7급은 3%, 9급은 5%의 가산점을 받는다. 의료기술직공무원 해당 직렬의 경우 해다 자격증 소지자인 치과위생사만 응시할 수 있다.

하게 된다. 손해보험 심사팀은 치과위생사 면허증이 없어도 자격증 취득이 가능하지만 '치과위생사'라는 전공의 전문지식을 활용할 수 있어 업무가 좀 더 수월할 수 있다.

이외에도 보건복지부령으로 정하는 보건교육 관련 교과목을 이수하고 전문학사 학위 이상을 취득한 자는 보건교육사(2급/3급) 시험에 응시할 수 있다. 그리고 치과위생사에서 업무를 확장하여 교수, 강사, 작가 그리고 치과를 다니면서 치아 은행에서 편집 등의 업무를 겸업으로 하는 치과위생사도 많다.

모든 조건을 충족하는 직장이란 존재하지 않기에 저마다 중요하게 생각하는 한두 개의 주요 요건이 충족되면 만족하고 다니는 듯하다. 그렇기에 좋은 복지, 근로 조건, 업무 형태 그리고 나를 성장시킬 수 있는 곳인지 등 어떤 것을 더 중요하게 생각하는지 판단한 후에 그것과 맞는 길을 찾아가는 것이 필요하다.

치과위생사는 치과 안에만 국한된 것이 아닌 치과 밖 영역인 치과 계열회사, 대학교수, 세미나 강사, 인스타, 유튜브 크리에이터, 작가, 1인 기업가 등 다양한 분야에서 활동하며 역량을 펼치고 있다. 『언니들의 클라쓰』라는 책을 집필하면서 만났던 치과위생사 선생님 중 치아 은행[5]에서 영상 편집업무를 하거나 치과 그림동화 책을 쓴 분도 계셨

5 임플란트 수술 시 잇몸뼈가 부족한 경우 발치 한 치아를 특수처리하여 보관해 주는 기관.

다. 자신의 분야를 밖으로 확장하며 열정을 가진 치과위생사분들을 만나게 될 때마다 치과위생사라는 직업이 더욱 자부심이 느껴지고, 지쳐 있던 순간순간에 동기부여가 되어 다시 에너지가 재충전이 되곤 했다. 앞으로도 치과위생사의 치과 영역의 확장과 발전을 위해 구강 예방 및 구강 건강증진을 위해 더 다양한 분야에서 치과위생사의 활약이 펼쳐 지길 바란다.

연봉,
얼마를 받아야 할까?

치과위생사 외의 직업을 갖고 있는 지인들을 보면 월급이 낮아도 복지가 좋아서 만족하며 다니기도 하고, 반대로 급여가 높지만 그만큼 업무량이 방대해 스트레스를 받으며 직장생활을 이어가는 경우도 있다. 사실 직장에 대한 '만족도'는 너무 주관적이기도 하고 동시에 상대적이라 사람마다 그 기준이 다를 수밖에 없다. 그러나 한 가지 확실한 것은 일처리가 미숙한 직원 혹은 사회초년생에게 높은 연봉을 주는 곳은 없다는 것이다. 연봉은 병원의 규모 및 매출 심지어는 지역에 따라서도 차이가 있다. 월급을 잘 받고 싶다면 그만한 책임감과 업무 능력부터 갖추어야 한다.

최근, 후배 두 명을 오랜만에 만났다. 그들의 공통된 고민은 구인난이었다. 조금 더 정직하게 말하자면 뽑을 만한 사람이 없다는 것이 문제였다.

> "요즘 신입 이력서가 어떤 줄 아세요? 자기소개서 한 줄 없이 SNS 계정만 써 놓고 월급은 300만 원을 적어 놔요. 이런 친구들이 한두 명이 아니에요."

이 말을 듣고 있자니 일할 사람이 늘 부족한 치과위생사의 생태계를 조금은 만만하게 본 것은 아닐까 하는 생각도 들었다. 과거에 비해 최저임금이 많이 오르긴 했지만 현실을 전혀 고려하지 않은 막무가내식 이력서는 어디서든 환영받지 못할 것이다.

18년도에 병원급 치과에서 근무할 때 많은 신입을 구인했는데 그 당시 1년 차 선생님들의 월급이 190만 원대였다. 이후 19년도 예비 치과위생사를 만나기 위해 취업설명회를 가면서 다른 치과 실장님들을 만나 1년 차 선생님들의 월급을 이야기했을 때 내가 근무했던 치과의 급여가 가장 높은 편이었다.

또 다른 치과위생사 지인의 이야기를 잠시 해 보자면 그녀는 11년 차 치과위생사로, 서울에 위치해 있는 작은 치과에서 근무하고 있다. 직원은 두 명이고 환자는 일일 평균 20명 내외로 후배는 진료실과 데스크를 모두 본다고 했다. 짐작이지만 두 명의 직원이 매일 20여 명의 환자를 응대하려면 여유는 거의 없을 것이다. 그곳에서만 3년 이상 근무 중인데도 월급은 270만 원 정도라고 하였다. 5인 이하의 작은 규모의 병원이기 때문에 특별히 복지체계가 잘 갖추어져 있지는 않을 것이다. 이런 경우에는 본인이 하는 업무량과 실적을 근거로 원장님과 직접 협상을 해 보는 것도 방법이다.

+ + +

2019년 워크넷 직업정보에 의하면 치과위생사 연봉은 중위(50%) 3,065만 원, 상위(25%) 3,323만 원이다. 치과인 커뮤니티 '덴탈위키'에서 22년도의 전국 치과 연봉에 대해 조사한 결과 118개의 치과의 1년차의 급여가 세후 180만 원~209만 원으로 전체의 66%를 차지했다. 팀장 급여는 전국의 138개의 치과 조사 결과 세후 250만 원 으로 17%, 세후 280~300만 원 대가 48%로 거의 절반에 해당되었다. 마지막으로 실장의 급여는 131개의 치과 조사 결과 세후 300~320만 원 대가 42%, 세후 341만 원~360만 원 대가 17% 해당했다. 급여를 잘 받는 실장의 급여를 연봉으로 환산한다면 4,500만 원에서 5,000만 원 정도 되는 셈이다.

실장의 연봉은 능력의 문제도 있지만 한 곳의 병원에서 일한 근속년수에 따라 차이 나기도 한다. 전국에서 최고로 잘 받는 경우 월 1,000만 원의 월급을 받는 치과위생사도 있다고 들었고, 내 주변에 가장 많이 받았던 실장님은 세후 월 400만 원 이상이었다. 많이 받는 만큼 업무량도 굉장했던 걸로 기억한다. 환자가 많은 곳이었고 환자를 다 보고 나서 정리하고 나면 늦은 저녁 시간이 되어서야 퇴근하시곤 했다. 일을 잘하는 실장님인 것도 분명했지만, 다량의 업무도 감당해내고 있었을 것이다.

나 또한 총괄실장으로 일하면서 월급을 인센티브를 포함하여 세후 360~380만 원을 받기도 했었다. 그래서 데스크를 보고 상담을 하는 것에 끝나는 것이 아닌 치과에 발전을 위해 문제점을 발견하면 해결을 위한 방안을 모색하고 회의를 진행 후 교육까지 진행했다. 당연히 환자 수도 많은 편이었기 때문에 여유롭게 근무할 수 있는 환경은 아니었다.

현재는 5인 이하의 치과로 옮겨 근무 시간이 길지 않은 곳에서 근무하고 있다. 월급은 300만 원 초중반 사이로 전보단 낮아졌지만, 시간적 여유를 가지고 일할 수 있는 곳이기 때문에 결코 적은 급여라고는 생각하지 않는다.

무조건 월급을 많이 주는 곳은 없다. 각자가 원하는 치과상도 다를 수 있기에 본인이 정말 원하는 게 복지인지, 월급인지, 배움이 많고 발전적인 곳인지 등을 잘 생각하고 결정하는 것이 중요하다. 그리고 인내력, 책임감, 실력 또한 자신의 연봉의 가치를 높이는 데 포함되는 조건이라는 것을 인지해야 한다.

치과위생사의 매력

어느덧 17년 차 치과위생사가 되었다. 연차별 포지션별 생각하는 치과위생사의 매력은 각기 다를 테지만, 보편적으로 느껴지는 장점에 대해 이야기해 보고자 한다.

가장 먼저 꼽을 수 있는 건 취업의 안정성이다. 아이러니한 것은 안정적임과 동시에 이직률도 높다. 개인에게 더 잘 맞는 치과, 더 좋은 치과를 찾아 이직하는 경우가 많기 때문이다. 나 역시도 이직 횟수만 10번이 넘는다. 그럼에도 불구하고 치과위생사 인력은 늘 부족하기에 이직도 활발하게 이루어지고 있다. 또한 의료법적으로도 1명 이상의 치과위생사는 상시 근무해야 해서 치과에서 치과위생사는 반드시 필요한 인력이다.

두 번째 매력은 생각보다 긴 정년이다. 나를 포함하여 대부분의 동기들과 선배들은 여전히 현역에 있으며, 출산과 육아 등으로 잠시 경력단절이 되었더라도 재취업이 쉽다. 동기 중 한 명은 6년 차에 출산을 하게 되면서 퇴사를 했다가 10년간 가정주부로 자녀들을 케어하고 복직하기도 했다. 아직 아이가 어려서 풀 근무는 불가하여 파트타임으로 근무 중이다. 병원과의 협의만 잘 이루어진다면 원하는 때에 원하는 시간만큼만 근무할 수 있다는 특장점이 있다.

사회적으로도 이슈가 많은 경력단절이 치과위생사 업계에서는 문제되지 않는다. 내가 이직을 많이 한 편이여서 그렇지 한 치과에서 10년 이상 재직하는 분들도 많다. 타지로의 이사, 직원간의 갈등과 같은 피치못할 사정이 아니라면 치과가 폐업하는 날까지 한 명의 원장님과 몇십 년이고 함께 일하는 분들도 어렵지 않게 만난다.

마지막 매력은 복지이다. 예전엔 근무하면서 임신과 출산에 자유롭지 못한 경우가 많았는데 지금은 직원의 장기근속을 많이 원하기 때문에 출산휴가, 단축근무, 육아휴직도 대부분 잘 지원해 주고 있다.

내가 근무했던 치과에도 막내 선생님이 임신했었는데, 유산기가 있어 3주는 아르바이트를 구해서 쉬게 해 주고, 12주까지는 단축근무를 시행해 주었다. 작은 치과에서 일하는 한 후배는, 병원 규모상 기숙사 제공은 어려우나 자취방의 월세 일부를 지원해 준다고 한다. 그 외에도 주 40시간 미만 근무, 목돈 마련을 위한 청년내일채움공제 가입, 장기근속 시 포상 휴가, 매출 별 인센티브, 문화비 지원, 간식비 지원, 생일 축하금, 세미나 지원 등 같이 발전하며 즐겁게 장기 근무를 할 수 있도록 다양한 복지를 제공해 주려고 노력하고 있다.

요즈음의 치과위생사는 전문성을 인정받으면서도, 요즘 세대가 원하는 워라밸이 잘 마련되어 있다. 또한, 개인의 능력에 따라 고연봉도 받을 수 있다. 조금 더 나아가 치과위생사 외에도 다양한 분야로의 확장도 가능하다.

(제3장)

중요한 것은

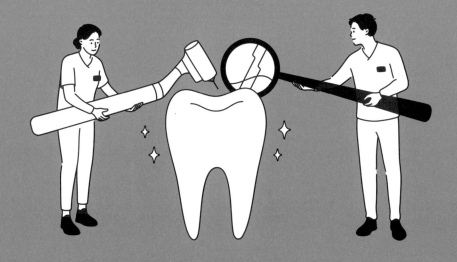

꺾이지 않는
마음

보건소에서
10개월 계약직으로 일하다

보건소 구강보건실에서는 의료 1, 2종 환자분들의 보험진료와 정부에서 하는 다양한 사업들을 진행한다. 의료보험 틀니가 없던 시절에도 의료 1, 2종을 위해 1년에 100명을 선착순으로 치과로 연결을 시켜 틀니를 지원해 주거나, 어린이집을 방문하여 불소 및 구강 보건교육과 초등학교 1, 2학년 치아홈메우기 그리고 희귀 난치성 환자분들의 접수업무 등을 맡은바 있다. 아쉽게도 구강보건실에서는 비급여 항목의 치료들은 하지 않았기 때문에 레진 치료 및 보철의 인상채득 및 장착, 임시치아, 임플란트 수술 등의 업무는 당연히 배울 수 없었다.

가장 기억에 남는 건 어린이들을 대상으로 한 구강 보건교육이다.

공중보건 치과의사와 어린이집들을 다니며 TBI 교육[1]과 치아 건강에 대한 구연동화를 진행했다. 구연동화는 스토리를 직접 만들어야 했기 때문에 구연동화를 제작해 달라는 오더가 내려왔을 때는 어떻게 해야 할지 막막했었다. 그러다 당시 인기가 좋았던 〈짱구는 못말려〉가 떠오르면서 '짱구와 친구들의 캐릭터로 내용을 만들면 되겠다'는 아이디어가 떠올랐다.

애니메이션에 등장하는 캐릭터를 활용하여 대화를 구성하고, 아이들이 직접 참여할 수 있는 간단한 충치 모형도 만들었다. 어릴 때부터 그림그리기와 만들기를 좋아해서 그런지 나에게도 즐거운 시간이었다. 치과 교육을 위한 구연동화는 점차 구색을 갖추어 나갔다. 그런데 막상 아이들과 선생님 앞에서 구연동화를 할 생각을 하니 자신감이 떨어졌다. 플랜 B를 계획해야 했다. 이런저런 고민 끝에 직접 나서지 않아도 되는 '목소리 녹음'을 떠올리게 되었다.

"구연동화에 필요한 음성을 각 등장인물에 어울리는 목소리를 가진 사람들로 섭외해서 미리 녹음해 가는 건 어떨까요? 제가 효과음까지 넣어서 만들어 보겠습니다. 오늘 바로 녹음해 볼게요. 내일 아침에 보시고 결정해 주시면 안 될까요?"

처음엔 탐탁지 않게 생각하였던 담당자도 여러 번의 설득 끝에 긍정의 사인을 주었다. 바로 당일 지인 두 명을 섭외해 미리 준비한 효과음

---

1 Tooth Brushing Instruction 환자의 현재 구강상태에 맞는 올바른 양치질 방법을 알려주는 교육.

과 만들어 둔 대본으로 두어 번 연습한 뒤 곧장 녹음에 들어갔다. 카세트테이프를 사용하여 녹음을 하던 시절이라 편집이란 걸 할 수도 없었고 할 줄도 몰랐다. 편집이 불가하니 한 큐에 실수 없이 진행되어야 했다. 여러 번의 시도 끝에 녹음이 완료되었고, 다음날 전달받은 담당자도 매우 만족해했다.

미리 녹음해 둔 음성을 켜고, 그에 알맞은 구연동화를 보여주기만 하면 되었다. 재미있는 목소리와 효과음이 함께 나와서 그런지 아이들의 반응은 매우 좋았다. 인원이 많은 어린이집의 경우 100여 명의 앞에서도 진행했는데 구강 보건교육이 끝날 때마다 뿌듯함이 솟아올랐다. 내가 기획하고 직접 만들어가는 것에 대한 즐거움과 결과에 대한 보람을 느꼈다.

이외에도 가끔씩 떠오르는 좋은 추억들이 많은 보건소였지만 10개월을 끝으로 퇴사하였다. 일에 대한 욕심이 가득했던 1년 차 신입이었던 나에겐 적은 급여와 비정규직이라는 근로 형태는 매력적이지 못했다(기관에서는 장기 계약직이 아닌 1년 미만의 재계약직을 선호하는 듯했다). 치과위생사가 되기 위해 밤낮으로 공부하고 실습했던 이론과 임상 역시 대부분 적용할 일이 없었기에 조금 더 먼 미래를 생각했을 때 멋진 커리어는 쌓지 못할 것 같았다. 다행히 계약만료로 퇴사를 하는 것이어서 실업급여를 신청할 수 있었다. 실업급여는 다음 취업을 준비할 수 있는 여유자금이 되어 주었다. 험난하고도 즐거웠던 나의 보건소 생활은 10개월을 끝으로 막을 내리게 되었다.

『채근담』이란 책의 한 구절에 "아무리 가까운 길이라도 가지 않으면 닿지 못하고, 아무리 쉬운 일이라도 하지 않으면 이루지 못한다"라는 말이 있다. 좋은 아이디어라도 생각에서만 머무른다면 싸리 눈처럼 처음엔 첫눈으로 설렘으로 찾아왔지만 금방 녹아서 사라져 버린다. 그렇기에 두려움을 이겨내고 행동으로 옮기는 용기를 가지는 것이 필요하다.

용기를 갖고 행동으로 나아간다면 소복하게 쌓인 눈으로 눈사람이든 오리든 만들 수 있는 것처럼 나만의 것을 쌓아가면서 나를 성장시킬 수 있다. 돌이켜보면 구강 보건교육을 위해 했던 업무들과 기록들이 지금의 내가 만들어지는 데 좋은 영향분이 된 듯하다.

고단한
막내생활

누구나 첫 직장생활을 하는 1~2년간은 막내생활을 하게 된다. 국가고시에 합격하여 면허를 취득하고, 여러 치과에 면접을 본 뒤 그중 가장 맘에 드는 곳에 취업한다. 앞으로의 모든 일이 순조롭게만 흘러갈 것 같다. 그런데 막상 일을 시작하면 나의 생각과는 다르게 흘러가는 순간이 더 많다.

요즘에는 근로기준법도 강화되었고 워라밸을 중요시하는 사회적 분위기가 형성되면서 신입선생님들에게 많은 배려를 해 주지만 예전엔 그렇지 않았다. 더군다나 나의 첫 번째 직장이었던 보건소 구강보건실과 그다음 일했던 치과에서는 직원이 단 둘뿐이었기에 마음을 털어놓을 동기가 없었다. 서럽거나 억울한 일이 생겼을 때는 더 큰 외로움을 느끼기도 했다.

첫 막내생활이었던 보건소 구강보건실 근무는 순탄한 듯 순탄치 않았다. 여러 과와 교류해야 했고, 재직 중이었던 공무원들은 대부분 40~60대였기 때문에 커뮤니케이션의 어려움도 느껴졌다. 그러나 이런 것들은 나의 업무적 어려움과 사회생활에서 피할 수 없는 회식자리에 대한 고충에 비하면 아무것도 아니었다.

입사했을 때부터 업무에 대한 인수인계를 받지 못했다. 아무 것도 모르는 신입에게 무엇 하나 먼저 알려 주는 사람도 없었다. 그 때문에 긴장감은 배가 되었고, 평소라면 아무렇지 않게 처리했을 일도 어렵게만 느껴졌다. 예를 들면 구강 보건교육 자료를 만들어야 한다고 했을 때도 만들어 오라는 사항만 전달할 뿐, 그 외의 사항에 대해서는 일절 전달을 해주지 않았다.

사회초년생으로서 이것저것 여쭤보는 게 어려워 사비로 재료를 사서 만들었었다. 그런데 알고 보니 경비 처리를 해 주는 담당자가 있었다. 이런 내용도 다른 과의 계약직 선생님에게 들은 것이며, 나의 상사에게는 계약이 종료될 때까지 전달받지 못했다. 경력이 쌓이고부터는 질문도 바로바로 하고, 체크해야 할 것은 한 번 더 확인하고 진행하게 되었지만 그땐 윗사람에게 무언가를 물어보는 것이 너무 어렵게만 느껴졌다. 직장생활을 하다 보면 상사가 일일이 다 알려 주지 못하기도 한다. 그러니 추측하거나 단정 짓지 말고 의문이 드는 것에는 그때그때 묻고 확인해야 현재 사항의 문제를 돌아가지 않고 해결할 수 있다는 것을 잘 알았으면 한다.

회식도 나에겐 큰 스트레스였었다. 직장생활을 함에 있어 회식은 직원들의 결속과 단합을 위해 필요하기도 한 문화이다. 그러나 구강보건실 회식, 구강보건실이 속해 있는 과 회식, 보건소 단체 회식, 점심 회식 등이 너무 잦았다. 하루는 부서별로 점심식사를 한 뒤 가만히 자리에 앉아 있는 나에게 상사는 이런 말을 했다.

"너는 센스가 없니? 밥을 먹었으면 알아서 커피를 뽑아 와야지?"

여기에 더해 개인 심부름, 상사의 비위 맞추기는 일상이었다. 이러한 일들이 왜 그리도 당연하게 받아들여지고 있는지 이해되지 않았다. 스스로에게 '내가 융통성이 없는 걸까?' 하며 생각해보기도 하고 자책해보기도 했지만 납득이 되지 않았다. 이러한 경험 때문인지는 몰라도 여태껏 후배 선생님에게 단 한 번도 심부름을 시키지 않았다.

치과로써는 첫 직장이었던 곳에서도 막내라는 이유로 당연하게 해야 했던 일들이 있었다. 직원이라고는 나를 포함하여 둘밖에 없었지만 기구를 세척하거나, 어시스트 서는 건 모두 나의 몫이었다. 여기까지는 괜찮았다. 그런데 내가 하지 않은 일이 어느 순간 내가 해 버린 일이 되어 있는 것만큼은 납득하기 어려웠다.

하루는 실장님이 석고를 부었는데 제대로 나오지 않았다. 원장님은 당연히 저연차인 나의 결과물이라 생각하였는지 나를 혼냈다. 당연히 나는 "원장님 이거 제가 한 거 아니에요. 실장님이 하셨어요."라고 말했고 원장님은 실장님께 한소리를 하였다. 그러자 실장님은 나를 혼냈다. 마음이 복잡해졌다. '왜 내가 하지도 않은 일을 혼나야 하지? 왜 실장

님이 한 거라고 말했다고, 원망을 사야 하지?'

난 묵묵히 시키는 일을 하는 직원이었지만 아닌 건 아니라고 말하고, 틀린 것은 틀렸다고 말하는 성격이다. 선배한테는 착한 후배도, 마음에 드는 후배도 아니었을 것이다. 그렇지만 선배처럼 아닌 것을 다른 후배에게 시키는 선배는 되고 싶지 않았다.

당시의 나 역시 괜찮은 후배는 아니었을 것이다. 신입 시절을 돌이켜보면 서툴고 아닌 것에 대해 유하지 못하고 원리원칙으로 직설적으로 굴었던 모난 시절이었다. 하지만 처음 신입일 때는 타고난 센스가 있지 않은 이상 사회생활을 잘 못할 수밖에 없고 실수도 많을 것이다. 그래서 태도가 문제가 있다면 선배나 상사가 어떤 부분이 잘못됐다고 말해 주고 다음엔 이렇게 해야 한다거나 어떻게 해야 하는지 알려 줘야 한다. 그렇게 해야 후배도 성장할 수 있고, 시간이 흘러 누군가의 선배가 되었을 때도 좋은 본보기가 될 수 있다.

5년 차에
실장 되다

치과위생사라면 치과의 꽃이라고 불리는 데스크 실장을 한 번쯤 꿈꿔 봤을 것이다. 치과 데스크는 환자가 내원하는 순간부터 진료를 마무리하는 전 과정을 응대하는 곳이기에 업무적인 프로세스를 잘 파악하고 있어야 한다. 뿐만 아니라 친절함을 갖춘 채 부드러우면서도 매끄러운 업무 능력을 갖고 있어야 한다. 환자에게 직접적으로 작용하는 서비스적인 부분, 즉각적인 반응을 불러일으키지는 않지만 실수 없이 처리해 주어야 하는 서류 및 보험청구 등과 같은 업무들을 잘 소화함으로써 치과를 한층 더 빛나게 한다.

나 역시 치과의 꽃, 치과의 최고 위치라고 여겨지는 실장을 대학 2학년 때부터 꿈꿔 왔다. 그 당시 코디네이터 자격증을 취득하면 치과 헤드가 되기 수월하다는 이야기를 듣고 겨울방학 때 코디네이터 학원을 다니며 자격증을 취득했다. 하지만 임상실습 이후로 치과에 대한 두려움이 생겼기에 보건소 구강보건실로 취업했다. 그러나 이후 치과에 입사하려고 했을 땐 진료실 임상 경력이 부족했던 나머지 자신감이 없었다. 그때 생각해 낸 나름의 해결책은 진료 부담이 적은 작은 치과에 입사하여 차근히 일을 배우는 것이었다.

첫 치과는 체어 2대에 직원 2명인 60대 원장님이 운영하는 곳이었다. 치과위생사의 진료업무들도 원장님이 거의 다 하셨기에 석션, 어시스트, 알지네이트 믹스 등의 간단한 업무만 하면 되었다. 그러나 직원이 두 명이었던 탓에 한 사람이 자리를 비우면 나머지 한 사람이 데스크를 봐야 했다. 실장님과 데스크를 같이 보게 되었는데, 그러면서 생각하지도 못했던 데스크 업무를 배우게 되었다.

당시에는 스케일링, 틀니, 임플란트 등의 진료들은 비급여였고 보험 진료 항목도 지금처럼 다양하지 않았다. 치아보험도 없었다. 그래서 복잡한 서류작업도 없는 편이었고, 실장님도 첫 실장으로 오신 거라 같이 데스크 일을 배워 나갈 수 있었지만 입사한 지 3주도 안 되어 문제가 생겼다. 실장님은 원래 해외여행 일정이 있었고, 2주간 다녀오는 것을 협의 후에 입사하였다. 그로 인해 나는 입사한 지 3주도 안 되어 진료실과 데스크를 혼자서 보아야 했다.

원장님 역시 데스크 업무나 보험 청구를 하실 줄 몰라서 처음엔 굉장히 막막했다. 그러나 환자가 적은 곳이었기에 미리 진료 준비를 다

해놓고 어시스트를 서다가 다른 환자가 오면 바로 데스크로 가서 접수도 하고 수납하며 부족한 실력으로 어떻게든 헤쳐 나가려고 노력했다. 그렇게 2주 동안 혼자 진료실과 데스크 보는 것을 무사히 마칠 수 있었고, 이를 계기로 데스크 업무에 더 관심이 생기게 되었다.

이후에도 데스크와 진료실을 병행하며 2~3년을 더 근무했다. 그럼에도 임상은 내가 할 수 있는 부분이 여전히 한정적이었고, 더 많이 배우고 싶은 마음과 데스크로 나오고 싶다는 생각이 겹치면서 퇴사를 결정하게 되었다.

본래 성격이 급하기도 하고, 뭐든 결정을 할 때 빠른 결단을 내리는 편이어서 퇴사 후 바로 데스크 실장으로 면접을 보러 다녔다. 대부분의 치과에서는 나의 경력이 짧다는 이유로 채용을 거부하였으나, 감사하게도 한 치과에서 좋게 봐주었던 덕분에 실장으로 입사할 수 있었다. 그런데 막상 입사를 하고 보니 그간 재직했던 치과보다 규모적으로도 훨씬 컸고, 업무도 더 광범위해서 당시의 실력으로는 데스크를 맡지 못할 것 같다는 판단이 들었다. 현실은 직시하지 못한 채 자신감만 가득차 있었던 것이다. 부끄럽지만 나는 이 자리에 있을 그릇이 못 되는 것 같다며 진심으로 죄송하다고 인사드린 뒤 하루 만에 도망치듯 퇴사를 하였다.

데스크를 총괄하려면 진료는 어떻게 진행되는지에 대한 시스템적인 부분들도 모두 파악하고 있어야 한다. 그러기 위해서는 다양한 진료를 겪어 보아야 하는데 그런 경험들이 매우 부족했다. 이 부분을 메우지 않으면 향후에도 데스크를 맡기는 어렵겠다는 생각이 들었고, 한 치과의 진료실로 다시 입사하면서 "저는 1년 차 정도의 진료실 실력이라 많이 부족하고 많이 배워야 합니다. 그래서 1년 차 월급을 받고 배우면서 일하겠습니다"라고 말씀드렸다. 매일 2~3개의 임시치아 연습과 임플란트 수술 어시스트도 들어가며 진료실 업무를 다시 배워나갔다. 그렇게 6개월의 시간이 흘러 진료실 업무들이 파악된다고 생각이 들었을 때 다시 데스크 실장 면접을 보러 다녔고 11년도 10월에 데스크 실장이 될 수 있었다.

상담 못하는 실장

진료실 프로세스도 파악했고, 데스크 접수, 청구도 웬만큼 할 수 있게 되었지만 여전히 상담 경험은 없는 실장이었다. 솔직히 말하면 상담을 해야 한다거나, 잘해야 한다는 생각 자체를 하지 못했다. 까다로운 환자를 만날 때면 움츠러들고 버벅거릴 수밖에 없었다.

청구는 '치건사모'라는 치과 커뮤니티 카페를 통해서 많은 도움을 받았지만, 상담은 어디부터 어떻게 해야 할지 감이 잡히지 않았다. 그래서 임플란트 full case 상담을 하다가 pontic(가공치) 부위를 다 빼고 계산해서 원래의 금액과 엄청 차이가 나게 설명한 적도 있었다. 그때마다 나의 구세주는 원장님이었다. 초보 실장인 것을 감안해 주셨고 다음부턴 상담하기 전에 본인과 계획을 짜고 금액을 확인한 뒤 상담에 들어가

자고 하셨다. 더 나은 상담을 위해 세미나도 보내 주셨고, 매주 금요일마다 30분씩 회의 및 임상 진료 및 이론 교육도 해 주셨다. 실장으로서의 나를 만들어 나가는 데 정말 많은 도움을 받았다. 원장님과 오래도록 함께 일하고 싶었지만 병원이 갑작스럽게 폐업하게 됨으로써 원장님과의 인연은 끝나 버렸다. 그러나 이때 배운 여러 기초 지식들은 나를 계속해서 성장시켜 준 거름이 되었다.

"조금도 위험을 감수하지 않는 것이 인생에서 가장 위험한 일일 것이라 믿는다."

미국의 여성 방송인 오프라 윈프리가 했던 말이다. 삶에는 크고 작은 기회와 위험들이 존재하는데 기회를 얻고자 한다면 위험을 감수해야 하고, 위험이 두려워 행동하지 않는다면 다가온 기회는 그저 스쳐 지나가 버린다. 내가 행동한 결과들이 기대했던 바와 다르더라도 그 과정에서 얻은 경험들이 스스로를 성장시킨다고 생각한다.

경력이 부족했으나 데스크를 하고 싶은 마음으로 도전했고, 데스크를 담당하기엔 실력이 부족하다 생각이 들어서 물러났다. 하지만 포기하는 것이 아니라 부족함을 메우고 다시 도전했기 때문에 5년 차에 데스크 실장을 시작할 수 있었다. 나 자신의 변화를 마주하고 싶다면 도전하는 용기를 가지길 바란다.

나는 아직 꿈꾸는
17년 차 치과위생사입니다

"나의 38년 인생에서 가장 잘한 선택은 치과위생사가 된 것이다."

대학 진학을 앞두고 치위생과와 간호과를 고민하던 시절이 있었다. 무수한 생각 끝에 나의 선택은 치위생과로 향했고, 지금까지 그 선택에 단 한 번도 후회는 없었다. 치과위생사로서 시작이 있었기 때문에 지금의 내가 존재할 수 있었다.

오늘이 있기까지의 모든 과정이 즐겁기만 했던 것은 아니다. 직원간의 불화, 열악한 근무 환경, 강제해고 등으로 여러 번의 어려움을 겪기도 했다. 그럼에도 불구하고 치과위생사라는 직업을 계속해 온 이유는 경제적인 문제도 있지만, 적성과 잘 맞았고 치과라는 곳은 개인의 노력 여부에 따라 총괄실장, 경영실장, 부원장 등으로도 올라갈 수 있다는 희망과 설렘 때문이었다.

설렘은 곧 동기가 되었다. 동시에 치과위생사계의 1%에 속하고 싶다는 꿈을 꾸게 했다. 처음에는 설렘만 품은 채 '날 크게 키워 줄 원장님은 어디 있을까?'라고만 생각했다. 내가 변화하고 싶다면 스스로 그럴 수 있도록 노력해야 하는데 '누군가가 나를 그렇게 만들어 주겠지?'라는 헛된 생각만 품었다.

한 유튜브 채널에서 법륜 스님이 이런 말씀을 하셨다. "아침에 일어나기 힘든 건 고민하고 있기 때문이다. 그냥 결정하면 끝나는 것이다. 더 자겠다고 결정하면 그냥 자면 된다. 그 대신에 더 잔 것에 대한 책임은 져야 한다. 그리고 일어나겠다고 결정하면 그냥 일어나면 되는 것이다."

내가 변화하고 싶고 꿈을 실현하고 싶다면 다른 사람이 언제 해 줄지 언제 그런 날이 올지 스스로 복잡하게 생각만 할 것이 아니라 스스로 행동으로 옮겨야 한다.

도전하다

원동력을 얻기 위해서는 새로운 도전이 필요했다. 새로운 도전은 설렘이라는 막연한 감정을 동기로 변화시켜 주었고, 동기는 내면의 열정이 되어 한 걸음 더 나아갈 수 있는 행동력이 되었다. 치과위생사 7년 차가 되었을 때는 오픈 치과를 잘 키워 보겠다는 포부를 실현하기 위해

월 1회 OFF, 월 8회 야간과 매일 반복되는 오버타임까지 감내하며 열정을 불태웠다.

이듬해, 8년 차가 됐을 땐 타 치과 데스크 업무를 가르쳐 주는 일도 병행했다. 경력이 점점 쌓이면서 이제는 큰 병원에서도 일할 수 있을 것 같은 자신감이 생겼고, 그렇게 14년 차가 되었을 땐 병원급 치과의 총괄실장에 도전하였다.

총괄실장이 되고부터는 데스크 실장 업무에서 벗어나 병원 시스템 구축, 노무, 직원교육 등을 진행하게 되었다. 본격적으로 직원교육을 위한 강의 자료를 만들게 되었고 매주 2~3시간씩 직원교육을 했다. 병원 시스템 구축을 위해 매뉴얼 제작과 노무관리가 필요했고, 이런 업무들을 잘 진행하기 위해 본격적으로 세미나도 다녔다.

평소 직원교육을 위해 자료를 만드는 것이나 내가 가지고 있는 지식을 전달하는 것을 좋아했다. 덕분에 다양한 경험과 배움들은 총괄실장 업무에 접목하는 것에서 멈추지 않고 '병원 종사자를 위해 강의하는 사람'이란 새로운 세상에 관심을 가질 수 있었다. 이때 새로운 세상에 발을 디딘 것이 치과위생사의 인생에서 전환점을 맞는 계기가 되었다.

병원 시스템 구축을 위해 세미나를 듣던 나는, 어느새 병원 종사자들을 위한 데스크 강의, 노무 강의, 상담 강의 등을 하는 강사가 되어 있었다. 강사의 장점은 치과에서 하는 모든 업무를 강의에 접목시킬 수 있다는 것이다. 분명 이전과 같은 일을 하는데도 더 즐겁게 하게 되고, 자료를 만들더라도 더 신경 써서 만들게 되었다. 자연히 나의 가치를 더 드높여줄 포트폴리오도 차곡차곡 쌓아나가졌다.

　나는 여전히 꿈꾸는 치과위생사다. 글을 쓰는 이 순간에도 다음에 어떤 일들이 펼쳐질지 어떤 일들을 하고 싶은지를 생각한다. 꿈과 설렘은 지금까지 치과위생사로 살아가게 하고 더 넓은 곳으로 나아가도록 해 주었다. 그리고 꿈은 목표를 세우게 하고 앞으로의 방향성도 그려준다. 이 책을 읽는 모든 분도 꿈을 가졌으면 좋겠다. 지금 당장 거창한 꿈을 생각하란 것은 아니다. 내가 무엇을 좋아하는지, 하고 싶은지 생각하면서 경험해 보면 자신의 꿈을 찾아가게 될 것이다.

(제4장)

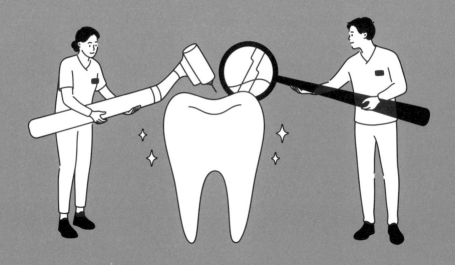

스텝의 세계 (1)

어레인지

치과 운영에 있어 데스크의 환자 예약과 진료실의 '어레인지'는 굉장히 중요하다. 어레인지는 배열하다, 정리하다, 처리하다는 의미로 복잡한 사거리의 교통체증을 해결하는 교통순경 정도의 역할이라 생각하면 쉽다. 진료실의 순환이 제대로 이루어지지 않으면 진료가 밀리기 시작하고, 예약 환자들은 대기를 해야 하는 상황이 발생한다. 이런 상황을 최소화하기 위해 진료 시간, 의사의 술식, 치과위생사의 술식을 면밀히 파악하고 있어야 한다. 또한, 언제 발생할지 모르는 응급상황을 대비하여 모든 상황에 귀를 열고 관심을 가져야 한다.

어레인지가 잘 되는 치과는 보다 효율적으로 환자를 볼 수 있고, 이는 곧 환자의 높은 만족도로 이어진다. 동시에 진료실에서 일하는 실무진의 피로도도 낮아지는 일석이조의 효과가 있다.

어레인지를 효율적으로 하기 위해서는 우선 진료실 내부 의료진들의 역량과 진료 범위 숙련도부터 파악해야 한다. 의료진들의 진료 스타일이나 능력치에 맞는 환자를 매치시키는 것이 필요하고, 병원의 전반적인 흐름도 파악해야 한다. 아침 회의 때 당일의 예약 환자는 어떤 치료를 진행하는지, 환자의 상태와 예민도는 어떠한지, 어떤 선생님이 담당하면 좋을지 등에 대해 브리핑을 하는 것도 불필요하게 소요될 수 있는 치료 시간을 축소시키기 위함이다.

동 시간대에 여러 명의 환자를 원활하게 진료하기 위해서는 접수 현황 확인 후 예약과 진료순서의 조율부터 해야 한다. 접수 창에 '예약 환자', '예약 시간이 늦은 환자', '비 예약 신환'[1], '응급환자'가 접수되었다면 여러 상황의 영향을 받을 순 있겠지만 기본적인 기준점은 '예약 환자'가 우선이고, 그다음 응급환자 그리고 비 예약 신환과 예약이 늦은 환자 순이다. 또한 동 시간대에 스케일링 환자, 봉합사 제거 환자, 발치환자가 예약되어 있다면 원장님 1명 기준으로 3대의 체어가 있다고 할 때 3명을 동시에 안내하되 발치를 위해 먼저 마취를 진행하고, 마취를 기다리는 동안 봉합사 제거 후 발치를 진행하는 것이다. 그리고 발치[2]

---

1 처음 내원한 환자.
2 치아를 빼다.

하는 동안 다른 선생님은 스케일링을 진행하고, 발치가 끝나면 원장님이 스케일링 환자를 검진할 수 있도록 해야 이후의 예약이 밀리지 않고 진료를 볼 수 있다.

어레인지가 잘 되지 않으면 시간을 효율적으로 관리할 수 없다. 언젠가 신규 치과에서 일한 적이 있었는데 그 병원은 환자가 많지 않았음에도 진료의 순환에 어려움을 겪었다.

당시의 나는 7년 차였으며, 원장님은 페이닥터로 2~3년 정도 근무한 경력이 있었다. 진료의 집중력도 뛰어나고 굉장히 꼼꼼한 분이었다. 그 때문인지 동시에 여러 명의 환자를 봐야 하는 상황에서 진료 중간에 다른 환자를 보는 것을 힘들어하셨다. 간단한 체크나 봉합사 제거 환자들이 약간 늦게 내원했다 하더라도 중간에 상황을 보고 진료를 봐야 하는데 오랜 대기를 하는 상황이 계속 발생하였다.

환자 입장에서는 3분 이내의 짧은 진료를 받으려고 오랜 시간을 대기한다면 충분히 기분이 상할 수 있다. 이런 상황이 반복되면서 컴플레인까지 발생하였다. 그래서 원장님과 끊임없는 회의를 통해 조율해 나갔다. 어레인지를 해 줄 진료실 선생님이 없어서 직접 진료실로 들어가 "원장님 간단한 체크 환자분 계세요. 잠깐만 봐 주세요"라고 말씀드리고 환자를 앉히며 진료를 순환시켰다. 이렇게 원장님의 진료를 봐야 하는 순서나 진료가 끝나고 가야 하는 방향을 정해 주는 것도 중요하다.

어레인지는 진료실을 책임지는 진료팀장이나 실장이 담당하는 업무다. 그러나 연차나 직급에 상관없이 이와 같은 내용을 잘 숙지하고 있다면 상황에 따라서는 백업으로도 충분히 도움을 줄 수 있다. 저연차의 선생님들도 어레인지를 할 수 있는 환경이 갖추어져서 치과 운영이 보다 효율적으로 운영되는 형태도 병원의 발전에 도움이 될 것이다.

임시치아 연습만이 살 길

"5분에 싱글 하나 15분에 브릿지 하나!"

치과위생사라면 임시치아를 몇 분 만에 깎는지, 전치부 브릿지 깎는 시간은 얼마나 걸리는지에 자존심이 걸리기도 한다. 임시치아의 핵심은 '얼마나 예쁘게 깎는가'가 아니다. 환자가 불편하지 않으면서 margin[3], contact[4], 교합을 적절히 유지하는 것이 필요하다. 이걸 모르고 싱글 하나 깎는데 10분 넘게 잡고 있으면서 예쁘게 깎으려고만 한다면 주변 직원들과 환자의 눈초리를 받게 될 수 있다.

8년 차 실장으로 근무할 때의 일이었다. 한 직원이 퇴사하게 되어 새로운 선생님을 구인했는데 면접 시 임시치아도 잘 깎는다고 하고, 인상채득도 잘 한다고 하여 진료실 경력 5년 차의 선생님과 함께하게 되

---

3 치아와 보철물 사이의 경계면.
4 치아와 치아의 접촉면.

었다.

하루는 이 선생님이 환자의 임시치아를 깎게 되었다. 경력도 있고 본인 스스로도 자부심 있어 하는 걸 보고는 크게 확인하지 않았다. 그런데 다음날 환자로부터 연락이 왔다. 이가 너무 아파서 씹을 수조차 없다고. 환자를 서둘러서 내원시켜 확인해 보니 임시치아의 교합이 너무 높은 것이 문제였다. 순간 선생님의 실력이 의심스러워졌고 모형에 임시치아를 찍어 깎아 오라고 했다. 그런데 5년 차 선생님이 깎아 온 임시치아는 교합이 높은 건 물론이고 모형도 울퉁불퉁, 마진도 맞지 않았다. 뒤늦게 이력서에 기재해 놓았던 치과에 전화를 해 보니 모두 거짓 경력이었다.

진짜 경력은 6개월 남짓이었고, 6개월 동안에도 이직을 여러 번 했던 것으로 추측되었다. 그 짧은 시간 동안 다른 선생님이 하는 걸 어깨너머로 보고는 본인도 할 수 있다고 생각했던 것이다.

임시치아는 치아의 특징과 모양을 잘 알아야 빠르고 쉽게 만들 수 있다. 덴티폼과 기공물을 자주 보고 많이 깎아서 자신만의 노하우를 만드는 게 굉장히 중요하다. 많이 깎아 봐야지만 감을 익힐 수 있다는 의미이다. 나도 임시치아를 잘 깎지 못하던 시절에는 하루에 2~3번씩 연습을 했었다. 손에 익지 않으면 깎는 시간도 시간이지만 환자 구강에 맞춰 보는 단계를 몇 번이고 반복하게 되어 몇 배의 시간이 더 소모된다. 이때 임시치아를 조금이라도 더 효율적으로 깎는 방법은 임시치아를 만드는 레진의 변형과 깎는 양을 최소화하는 것이다.

"만일 내게 나무를 베기 위한 한 시간만 주어진다면, 우선 나는 도끼를 가는데 45분을 쓸 것이다."

미국의 제16대 대통령 에이브러햄 링컨이 한 말이다. 나도 임시치아를 깎을 때는 기본의 과정들을 꼭 거친다. 그래야 실수가 생기는 걸 최대한 예방할 수 있다. 전치부를 깎을 때도 치아의 형태적인 부분도 가이드를 그리고 깎는다. 일종의 안전장치이다. 임시치아를 바르게 마무리하기 위해서는 레진 인기의 과정이 가장 중요하다. 그리고 그런 과정들과 형태를 만드는 것은 꾸준한 연습이다. 연습만이 살길이다. 임시치아의 달인이 되고 싶다면 많은 시간과 노력을 투자하길 바란다.

★TIP. 임시치아 잘 만드는 방법

① resin[5]이 점착성이 나타나지 않은 반죽단계에 들어가면 적정량을 사용하여 인접면과 margin 부위가 잘 나오도록 눌러 준다.

② 너무 많은 양의 resin은 삭제해야 하는 부위가 많아져서 시간을 많이 지연시킨다. 그렇기 때문에 적당량을 resin을 사용하는 것이 좋다. 너무 많은 양의 resin을 사용하게 되었다면 찍은 모양의 변형이 되지 않도록 약간은 굳어진 상태에서 잘라낸다.

③ 경화가 시작되고 발열반응이 일어나기 전 resin의 형태가 망가지지 않도록 air를 이용하여 구강 내에서 제거하는 것이 좋다. 기구를 사용하여 제거할 수도 있지만 그로 인해 resin을 제거할 때 변형이 올 수 있다. resin 종류에 따라 경화 시간이 다르니 그 부분을 확인하고 정해진 시간에 제거하는 것도 좋다.

④ 경화가 되는 동안 resin의 수축으로 인한 오차를 예방하기 위해 구강 내에서 여러 번

5 임시치아를 만드는 재료.

착탈을 반복한다. 이 과정에서 환자분께 살짝 물어 달라고 하면 교합 조정 과정에서
훨씬 수월해진다.

⑤ resin이 경화가 되었다면 삭제하지 말아야 할 margin 부위와 contact 부위에 연필을
이용하여 삭제하지 않도록 표시한다.

인상채득

인상채득은 원장님이 설정한 와동[6] 또는 지대치[7]를 그대로 재현해
내는 것이다. 이때 흔히 이야기하는 에어를 불고 안 불고는 중요하지
않다. 에어를 불지 않고 인상채득을 한다면 러버 건의 팁을 와동[8]이나
지대치[9]에 가깝게 위치시키고 공기층이 형성되지 않도록 하는 것이 키
포인트고, 에어를 불고 인상채득을 한다면 무작정 세게 에어를 불어서
러버를 다 날리지 않도록 하면서도 너무 약하게 불어서 와동이나 지대
치의 모양대로 러버[10]가 흐르도록 하지 못해서도 안 된다. 적당한 바람
으로 러버가 와동과 지대치의 모양 그대로 잘 흐르는지를 눈으로 확인
하는 것이 포인트다. 그리고 환자가 입을 벌리거나 움직이거나 한다면

---

6 인상채득을 위해 치아를 삭제한 부위 일부.
7 인상채득을 위해 삭제한 치아.
8 치아의 병소 부위를 제거한 후 수복할 재료의 특성에 맞는 형태를 가지는 구조.
9 보철치료 전 치료계획 단계에서 보철물을 지지하는 역할을 하는 치아.
10   치과용 인상채로 보철수복을 위한 구강조직을 복제할 때 사용하는 재료.

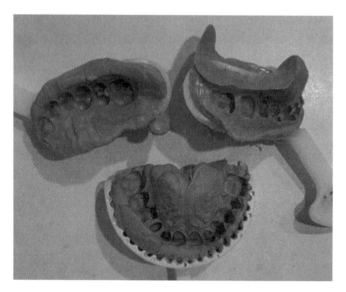

그림 1. 인상재(출처: 근무지 치과)

오류가 생길 수 있기 때문에 움직이지 않게 인상채를 물리기 전에 설명하고 러버가 완전히 굳을 때까지 4~5분의 시간은 고정해야 한다. 그렇게 했을 때 제대로 된 인상채득이 완성이 된다.

스킬만큼 중요한 것이 마음의 여유를 갖는 일이다. 저연차 시절 나는 인상채득을 할 기회도 적었지만, 어쩌다 기회가 생겨 진료를 하게 되더라도 인상채득이 잘 되지 않을 때가 많았다. 마음의 조급함 때문이었다. 평상시엔 온화한 원장님이었지만 진료할 때 항상 다그치셨고 빨리빨리를 외치셨다. 몸은 늘 긴장된 채로 경직되어 있었고 마음은 조급한 상태로 진료했다. 시간이 흘러 이직 후에 인상채득을 하게 되었는데 전보다 더 나은 기술을 배운 것도 아니었고, 이직 전까지 잘했던 것도 아니었지만 실력은 향상되어 있었다. 마음의 여유를 가지고 진료에 임할 수 있었던 덕분이다. 자연스럽게 인상채득 외의 다른 진료들도 훨씬 더 쉽게 진행할 수 있었다.

업무를 느긋하게 하라는 말이 아니다. 조급함과 필요 이상의 긴장 감은 불필요한 실수를 유발할 수 있으니 여유를 갖고 임하자는 것이다. 이러한 업무 스타일이 몸에 익자 이후에는 바쁜 상황이 닥쳐도 백업에 도 무리가 없었다. 접시 밥도 담을 탓이라는 말이 있다. 그릇이 작더라도 담는 솜씨에 따라 많이 담을 수도 있다는 뜻으로 좋지 않은 조건에 서도 마음가짐에 따라 좋은 성과를 이룰 수 있다. 그러니 진료 스킬과 함께 마음의 여유도 챙기길 바란다.

스텝의 세계(2)

스케일링

"스케일링 하면 많이 아픈가요?"

"예전에 했을 때 너무 힘들었어요."

"스케일링하고 나서 치아가 더 안 좋아진 것 같아요."

"스케일링하고 나면 치아가 더 파이는 것 같아요."

환자들은 구강건강을 위해 스케일링을 하지만, 스케일링에 대한 통증과 두려움도 많이들 가지고 있다. 그래서 아프지 않게 해 달라고 하거나, 스케일링 자체를 의사가 아닌 치과위생사가 해 주는 것이 맞는지 묻기도 한다.

이 책 앞부분에 언급했던 것처럼 스케일링은 치과위생사의 업무로, 조금 더 꼼꼼하게 진료를 하려다 보니 때때로는 환자가 통증을 잘 참아 주었으면 하는 마음이 들곤 한다. 그러나 20~30분간 통증을 인내해야 하는 환자에게는 그 시간이 1시간처럼 느껴질 수도 있고, 그 통증으로 인해 두 번 다시는 스케일링을 받지 않으려고 하는 경우도 생길 수 있다. 실제로도 좋지 않은 기억으로 치아를 계속 방치하다가 결국엔 만성 치주염으로 다시 내원하는 환자들을 종종 보곤 한다. 그래서 치과위생사는 스케일링할 때 치석이 생기는 이유 및 불편감을 느끼는 원인 등을 환자분에게 잘 설명하는 것이 필요하다.

스케일링 시 환자 응대

스케일링 전 가장 먼저 해야 할 일은 술자의 소개이다.

> "안녕하세요. 오늘 스케일링을 도와드릴 치과위생사 정은지입니다. 스케일링 시 따끔따끔하거나 시큰거리는 느낌이 불편하게 느껴질 수 있는데, 최대한 아프지 않도록 도와드릴게요. 혹시라도 아프거나 불편하다면 참지 마시고 왼손을 들어 주세요."

이렇게 인사와 스케일링 시 어떨지에 대한 설명을 해 준다면 긴장되고 머뭇거리던 환자의 마음도 어느 정도 풀어지게 된다. 환자분들이 내원하여 접수할 때나 수납할 때 스케일링에 대한 걱정에 대해 말씀하시거나 오늘 너무 좋았다고 말씀하시는 경우 "저희 선생님이 치과위생사 몇 년 차 완전 베테랑이세요! 평소 환자분들이 받고 나서 너무 시원하게 잘 한다고 좋아하세요"라고 말씀드리곤 한다. 스케일링 시에 스스로 스케일링을 잘 하는 것을 어필해서 환자를 안심시키는 것도 좋다.

두 번째는 환자의 스케일링 경험 체크이다. 대부분은 스케일링 경험이 있지만 드물게 경험이 없는 환자도 있고, 과거에 받았던 스케일링이 불만족스럽거나 안 좋았던 기억이 있는 환자도 있다. 그래서 스케일링에 대해서 잘 설명하고, 치료 전후 사진을 남겨 두는 것이 좋다. 구강은 굉장히 예민해서 조금만 달라져도 불편감을 느끼고, 신뢰나 경험이 없는 경우는 이러한 불편감을 치료가 잘못된 것으로 생각할 수도 있다. 스케일링 전, 스케일링을 하고 난 뒤에 일어날 수 있는 주의사항 등을 설명한다면 컴플레인을 최소화할 수 있다.

환자들이 스케일링에 대한 좋은 기억을 가질 수 있도록 선생님들의 세밀한 노력이 필요하다. 만약 스케일링에 대한 좋지 못한 기억이 있는 환자라면, 어떤 부분이 안 좋았는지 체크하고 충분한 설명한 후 스케일링을 진행할 것을 추천한다.

스케일링에 대해 오해를 하는 것 중 하나는 충분한 설명 없이 스케일링을 진행하여 치아가 깨끗해짐과는 별개로 치아가 깎였다고 오해하거나 더 시리고 안 좋아졌다고 생각하는 것이다. 상대적으로 만족도를 떨어뜨리는 결과를 가져오는데, 이런 문제 때문이라도 환자의 경험 체크와 더불어 소통을 하면서 진행하는 것이 중요하다.

세 번째는 스케일링을 하면서 구강 상태를 설명해 주는 것이다. 스케일링을 하다 보면 잇몸이 상대적으로 부어 있거나 치석이 더 많은 부위, 치아의 패임으로 시릴 수 있는 부위 등을 체크할 수 있다.

술자는 당연히 '더 큰 불편감을 느낄 수 있겠구나' 하는 생각이 들 것이다. 그럴 때는 주저하지 말고 "환자분 여기는 좀 더 불편할 수 있어요. 좀 더 시릴 수 있어요" 혹은 "이 부위는 잇몸이 많이 부어서 피도 좀 날 수 있고 아플 수도 있어요"라고 말씀드리며 스케일링을 진행하도록 하자.

석션과 스케일링의 소음이 가득한 치과에서 통증을 느끼다가 설명을 덧붙여 스케일링을 진행하면 환자는 통증이 조금은 완화되는 듯한 느낌과 케어를 받는다는 기분을 동시에 느낄 수 있다.

네 번째는 격려해 주기다. 스케일링은 치과위생사인 내가 받을 때도 따끔따끔하고 불편감을 느끼고 '언제 끝나지' 하고 끝나기만을 기다린다. 환자분의 입장이라면 더 불편하고 고통의 시간일 수 있다. 그래서 스케일링하는 중간중간 좀 더 불편할 수 있는 부위를 할 때도 "환자분 너무 잘 도와주고 계세요", "조금만 더 힘내세요. 거의 끝나가세요"라는 응원의 메시지를 전하는 것이다. 이런 말 한마디가 환자분에겐 큰 힘이 될 수 있다. 스케일링이 끝났다면 "수고하셨습니다. 많이 힘드셨죠? 너무 잘 도와주셔서 제가 편하게 진행할 수 있었어요"라고 말씀드린다면 환자분은 '다음에도 이 선생님한테 스케일링 받고 싶다'라는 생각이 저절로 들 것이다. 그리고 직접 데스크에 나와서 말씀하시는 환자도 의외로 많다. 그런 경우 환자의 담당 스케일링 선생님으로 지정하기도 한다. 구강의 건강을 위해 하는 스케일링이지만 환자분의 마음까지도 어루만져 줄 수 있는 치과위생사가 되길 바란다.

스케일링 궁금증

▎치석은 왜 생기나요?

음식을 먹으면 치면에 음식물 찌꺼기가 남게 된다. 이것이 침 속 칼슘, 인과 뭉쳐 치태가 생긴다. 치태는 시간이 지날수록 딱딱하게 굳으며 점차 치석이 형성된다. 치석은 잇몸 위에 형성된 치은연상[11] 치석과 잇몸 속, 아래에 형성된 치은 연하[12] 치석으로 나뉜다.

치석은 잇몸 뼈를 녹이고 그 부피로 잇몸을 누르기 때문에 심한 환자들은 치석을 제거했을 때 잇몸이 많이 내려가 있고, 염증과 눌림으로 인해 잇몸이 붉어져 있는 것을 볼 수 있다. 한 번 내려앉은 잇몸은 복구하기 힘들고 최악의 경우 잇몸뼈가 치아를 지탱하지 못한 나머지 발치를 해야 하는 경우도 생긴다. 정기적인 구강검진과 스케일링이 필요한

---

11 이와 잇몸의 경계 윗부위.
12 이와 잇몸의 경계보다는 이의 뿌리에 가까운 쪽의 조직.

것도 이 때문이다.

▌스케일링하면 왜 아픈 건가요?

통증을 느끼는 정도는 사람마다 다르지만 건강한 잇몸은 스케일링 시 출혈도 거의 없고, 약간의 불편감은 있을지언정 통증 역시 거의 없다. 오히려 전신 마사지를 받듯 시원함을 느끼는 환자도 있다. 하지만 잇몸이 안 좋은 분들은 잇몸이 부어 있고, 예민한 상태이기 때문에 출혈도 심하고 통증도 동반된다. 몸이 피곤하거나 컨디션이 좋지 않을 때 잇몸이 더 부을 수 있는데, 나 역시 잠을 잘 못 자면 잇몸이 부어 치실만 해도 피가 나오거나 통증을 느낀다. "양치질했는데 피가 나와요"라는 경우도 잇몸이 붓고 염증이 생겨 살짝만 건드려도 피가 나오는 상태라고 할 수 있다. 여드름으로 비유하자면 성난 여드름 속 안에 있는 여드름을 짤 때 느껴지는 통증 같은 것이다. 얼굴에 난 여드름을 관리하기 위해 피부스케일링을 하듯 치과에서는 잇몸 염증 관리인 스케일링을 하는 것이다.

▌스케일링하면 치아가 깎이는 거 아닌가요?

스케일링 후 치아가 깎여 나갔다는 오해를 하는 경우가 종종 있다. 스케일링은 초음파를 이용하여 치석에 진동을 가해 제거하는 방법이다. 이 진동은 치석을 제거하는데 매우 효과적이지만 치아를 깎아낼 정도로 강하지는 않다. 치석이 생기면 잇몸이 가득 채워져야 할 자리에 치석이 밀어내고 공간을 차지하기 때문에 치석이 떨어져 나간 빈자리의 공간은 구멍이 뚫린 듯한 느낌을 받아 치아가 깎였다는 생각을 하게 될 수 있다.

간혹 의심이 많은 환자분에게는 그렇게 강도가 강하지 않다는 것을 보여 주려고, 초음파 스케일러를 손톱에 갖다 대며 보여 주기도 했다. 치아는 뼈와 유사한 성질을 가진 신체 기관으로 단단하다 볼 수 있다. 하지만 성인이라도 경험해 보지 못한 부분에 대해서는 의심과 두려움을 갖기 마련이기 때문에 이해하기 쉽도록 설명해 주어야 한다.

▮ TBI (Tooth Brush Istruction)

치과에 오는 환자에게 "칫솔질 교육받아 본 적 있으세요?"라고 물어 봤을 때 10명 중 6명 이상은 "배워 본 적 없어요"라고 대답했다. 그리고 배워 본 적이 있다고 한 환자들도 구강 관리가 잘 안 되어 있는 경우가 많았다.

심지어 스케일링을 받으러 와서 "저 오늘 밥 먹고 이를 못 닦아서요. 양치질하고 들어갈게요"라고 말한 환자도 막상 확인해 보면 스케일링 직전에 칫솔질을 했음에도 치태가 제거되지 않거나, 반대로 너무 과하게 닦은 나머지 치경부마모증[13]이 심한 케이스도 있었다. 식사 후 이를 닦기만 하면 위생관리를 잘하고 있다고 생각하겠지만 제대로 닦는 것이 아니라면 이를 닦아도 잘 닦이지 않아 구취나 잇몸 염증이 생기거나 마모증을 일으키는 등의 문제를 발생시킬 수 있다.

---

13 잇몸과 경계부에 있는 치아 부위의 마모.

평소 칫솔질을 꼼꼼하게 한다고 자부하는 분들도 잇몸 염증이 한 번씩 생긴다. 잇몸 사이에 잔류되어 있는 치태가 평소에는 괜찮다가 면역이 떨어지게 되면 잇몸의 염증을 일으키기 때문이다. 이런 경우 disclosing solution[14]으로 검사해 보면 치면세균막이 묻어 있는 것을 볼 수 있다. 치면세균막은 입 안 표면에서 자라나는 무색의 미생물 막 또는 세균의 덩어리로 끈적거리는 무색의 침전으로 시작해서 치석이 되면 갈색 또는 옅은 노란색의 단단한 침전물로 변한다. 한마디로 치면세균막인 치태를 제대로 제거하지 않으면 치석이 된다는 말이다.

하루에 한두 번을 닦더라도 올바른 칫솔질로 하는 것이 중요하다. 치과위생사의 몫이기도 한 올바른 칫솔질 교육의 중요성을 깨달은 건 한 대학병원의 치주과에서 임상실습을 할 때였다. 당시 실습을 담당해 주던 선생님은 칫솔질을 제대로 하지 않을 시 나타나는 증상들을 다음과 같이 설명해 주셨다.

"나무가 튼튼하게 서 있으려면 땅에 흙이 많고 단단해야 해. 그런데 지탱해 줄 흙이 없어지면 나무는 흔들리게 되지. 그것처럼 칫솔질을 제대로 하지 않았을 때 치태가 치석이 되고 치석이 치아의 뿌리를 지탱하는 잇몸뼈를 녹게 해서 치아가 흔들리는 풍치가 돼."

오래 전 실습에서 배운 내용이지만 환자들에게 설명을 해야 할 때면 여전히 잘 활용하고 있는 말이다.

---

14 치태와 치석이 잘 보일 수 있도록 빨간 염료.

▍잇몸 상태와 양치법

환자의 잇몸 상태에 따라 권하는 칫솔모와 양치질 방법도 다르다. 잇몸이 좋지 않은 경우는 회전법에 잇몸 마사지를 해 주듯 닦는 바스법을 함께 설명해 준다. 반면, 건강한 구강 상태의 환자에게는 회전법과 폰즈법을 같이 설명하는 편이다.

회전법은 가장 기본적인 칫솔질 방법으로 잇몸에 45도 각도로 위치시킨 후 치아와 잇몸에서 치아머리 쪽으로 동시에 회전시켜 닦는 방법이다. 덴티폼에 칫솔을 위치시킨 후 손목을 사용하여 회전했을 때 치아 사이사이에 칫솔모가 잘 들어간다는 것을 보여 드린다.

폰즈법은 큰 원을 그려 나가면서 닦는 방법인데 치아의 아치형으로 굴곡진 부분을 폰즈법을 같이 활용하여 닦아 주면 음식물 제거가 용이하다. 나도 두 가지 방법을 같이 사용하여 닦는데 음식물 제거에 효과적이다. 또한, 혓바닥에는 세균이 많이 번식하기 때문에 혀를 닦지 않으면 백태가 생기고 입 냄새의 원인이 되기도 한다. 치아를 다 닦았으면 마지막으로 혀까지 닦아야 하는 것을 꼭 알려 드려야 한다.

칫솔질만으로는 안 돼요

우리의 신체는 나이가 들수록 노화된다. 잇몸도 예외가 아니다. 잇몸이 조금씩 퇴축을 시작하고 치아 사이에 음식물도 점점 끼기 시작한다. 나는 20대 중반쯤 20번대 대구치 사이에 공간이 생기기 시작했다.

음식을 먹고 나면 항상 그 부위에는 음식물이 끼었다. 그때부터 항상 미니 치실을 가지고 다니게 되었다. 비단 잇몸퇴축이 아니더라도 음식을 먹게 되면 전체적으로 사이사이에 음식물이 스며들기 때문에 칫솔질만으로는 100% 제거되지 않는다. 그래서 어린 나이부터 치실을 사용하는 것이 좋다. 초등학생이지만 치석이 생겨 스케일링을 해야 하는 경우도 많고, 제대로 칫솔질을 했다고 해도 치실을 해 보면 치태가 묻어 나오는 경우가 많다. 그리고 치아 사이의 치태로 인해 잇몸에서 피가 나거나 염증이 생겨 통증도 발생시킨다.

특히 임플란트나 보철 등의 치료를 했다면 음식물이 더 잘 묻어나고, 깨끗하게 닦이지도 않기 때문에 다양한 구강용품을 사용하여 관리해 주는 것이 필요하다. 잇몸 사이 공간이 더 넓어졌다면 치간칫솔을 사용하거나 워터픽 등을 사용해야 깨끗하게 관리할 수 있다. 그래서 치과위생사라면 환자의 구강 관리를 위해 칫솔질 방법뿐 아니라 치실, 치간칫솔, 워터픽 등의 사용법도 설명할 줄 알아야 한다.

실장의
세계

치과의 능력자, 환자의 첫 시작부터 마무리를 담당하는 사람. 그렇기에 치과에서 가장 많이 불리기도 하는 '실장'은 그 이름만큼이나 업무 범위도 굉장히 넓다. 역할도 중요해서 실장이 누구냐에 따라 치과 분위기가 달라지기도 하고, 데스크 업무 스타일이 변화되기도 한다. 그래서 실장을 구인할 때는 면접에 더 많은 시간을 들이고, 신중히 검토하여 채용한다. 내 주변엔 능력 있는 실장님도 많고, 실장을 꿈꾸는 의욕 넘치는 선생님들도 많다. 만약 다른 병원에서도 스카웃하고 싶은 능력 있는 실장이 되고 싶다면 지금부터 등장하는 이야기와 팁들이 많은 도움을 줄 것이다.

데스크 업무

'나도 환자 예약 잡고 수납할 줄 아는데…'

직원이 2명이었던 작은 치과에서 일했을 때, 늘 나만 어시스트하는 것이 큰 불만이었다. 나만 힘들다고 생각했었다. 그리고 시간이 흘러 실장이 된 나를 과거의 나와 같은 시선으로 바라보는 선생님들이 있음을 알게 되었다.

데스크 실장이 되기 전까지는 몰랐으나, 데스크에 앉아 있는 모습만 보면 실장이란 자리가 편해 보일 수도 있다. 그러나 이면에는 많은 고뇌와 책임감이 숨어 있음을 이해해야 한다.

한 회사의 중간관리자로서 원장님과 직원의 입장을 동시에 생각해야 하고, 그들이 원하는 바를 듣고는 모두가 만족스러운 결과가 나올 수 있도록 조율하는 게 실장의 역할이다. 또한 데스크는 내원 전 전화 응대부터 첫 접점인 접수 그리고 마지막 접점인 수납과 예약까지 담당하며 환자의 모든 것을 케어해야 하므로 모든 환자들을 예의주시하며 두 눈과 귀를 활짝 열어 놓아야 한다. 특히 대기실이 넓은 치과라면 접수를 하지 않은 환자는 없는지도 잘 살펴야 한다.

"실장님은 시야가 좀 좁은 거 같아."

규모가 컸던 치과에서 근무했을 때 대기실이 넓어 시야에 들어오지 않는 사각지대의 환자를 발견하지 못한 나에게 원장님이 하신 말씀이었다. 내원한 환자가 곧장 데스크로 와서 "몇 시 예약 누구 왔습니다"하고 말해 주면 참 좋겠지만 대부분은 자신이 온 것을 데스크에서도 알고 있다고 생각하기 때문에 별다른 말없이 대기실에 앉아 있다. 그런데 직원 입장에서는 동시에 여러 가지 일을 처리하다 보면 환자가 들어오는 것을 보지 못하거나, 예약 시간이 지나도 오지 않는 환자에게 곧바로 전화하지 못하기도 한다. 설령 데스크까지 왔더라도 내가 환자분의 이름을 먼저 말하기 전까지 나를 바라보기만 하는 일도 많다. 데스크는 예약 환자가 내원했는지 어떤 분이 오셨는지도 다 체크해야 하기 때문에 환자의 얼굴과 이름을 기억하는 것이 필요하지만 기억력의 한계 등의 어려움이 따를 수밖에 없다.

이때 필요한 것은 내원 시 데스크로 와서 접수할 수 있는 시스템의 구축이다. 병원에 와서 데스크에 이름을 적게 하거나, 안내판에 "내원 시 이름을 말씀해 주세요"라는 안내를 붙여 놓는 것이다. 그렇게 해야 데스크 코디네이터 선생님이 데스크에서 환자분 접수를 할 때도, 실장이 자리를 비워 백업으로 진료실 팀장님이 데스크의 업무를 봐야 할 때도 좀 더 효율적으로 일할 수 있다.

데스크 업무의 궁극적인 목적

데스크의 업무는 보험청구, 서류발급, 문서관리, 재료신고, 환자 리콜, 컴플레인 관리, 예약과 수납 관리 등 업무의 범위는 방대한 편이다. 보험청구의 경우 환자를 진료하고 진료 항목을 누르는 것에서 끝나는 것이 아니라 상병명[15]도 맞춰서 선택하고 진료에 맞게 내역설명도 적어야 한다. 보험 틀니나 보험 임플란트, 스케일링 등 공단에 등록해서 진행해야 하는 경우 환자가 진행 가능한지 먼저 확인하고 안 되는 경우 사전에 설명해야 한다.

자동차 사고보험 환자도 마찬가지다. 보험사와 서류를 받고 치료하고 끝나는 것이 아니라 환자의 치료 범위를 어디까지 인정할 수 있는지, 진료금액은 어디까지 보장되는지도 확인하고 진행해야 한다. 진료 후 수납받은 경우에도 환자분이 연말정산 시 제대로 의료비 환급이나 실비처리를 받을 수 있도록 누락 없이 제대로 입력해야 한다. 예약이나 리콜의 경우도 환자가 다음 진료 및 정기검진을 잘 진행할 수 있게 도와드리는 것이다.

이처럼 데스크의 업무는 환자의 진료 전과 후를 관리함으로써 환자의 진료가 잘 순환되도록 하는 데 있다. 초보실장 시절 몸소 부딪히며 시행착오를 겪을 때 치과 커뮤니티 카페에 질문을 올리면서 많은 도움을 받을 수 있었다. 초보 실장이라 청구가 어렵다면 치과 커뮤니티 카페를 적극 활용하는 것도 좋다.

---

15 치료에 맞는 병명.

환자 응대 어떻게 해야 해?

"애 말하는 거 봐라?"

어느 날 오후, 전화 한 통이 걸려왔다. 당일 예약을 원한다고 하기에 오후 4시에 가능하다고 하니 저런 말을 했다. 거기에 그치지 않고 "그 시간에 가면 내 하루를 다 날리잖아? 내 예약을 잡는데 왜 자꾸 다른 환자를 얘기해?"라며 화를 냈다. 순간적으로 너무 놀란 나머지 온몸이 파르르 떨렸지만 침착함을 유지하려 애쓰며 다시 말씀드렸다.

"기존에 먼저 예약한 분들이 계셔서 4시에 오셔야 대기 없이 진료 보실 수 있으세요. 양해 부탁드려요."

환자는 다시 연락하겠다며 전화를 끊었다. 내가 전화를 받기 전에도 예약 전화를 몇 번이고 했었는데, 전화 연결이 안 되어 기분이 좋지 않았던 상황에서 본인이 원하는 시간까지 안 된다고 하니 화를 냈던 것 같다. 확인을 해 보니 과거에도 전화응대가 마음에 들지 않는다며 다른 직원과 전화로 언성을 높였던 적이 있었다.

이 상황에서 환자의 마음을 먼저 헤아리며 "진료 원하시는 시간대가 있으세요? 네, 그 시간대는 다른 환자분 예약이 있어서 대기가 필요하신데 대기 없이 가능한 시간으로 안내해드려도 괜찮을까요?"라고 말씀 드렸다면 어땠을까? 환자의 행동이 옳다고는 말할 수 없지만, 치과에서의 응대가 얼마나 중요한지 상기시킬 수 있는 사건이었다.

사실 치과에 좋은 이유로 전화를 거는 사람들은 거의 없다. 더군다나 전화 연결이 오래 걸리고, 전화를 받는 직원마저도 퉁명스럽거나 자신을 헤아려 주지 않는다고 생각이 든다면? 컴플레인이 발생할 수밖에 없을 것이다. 치과를 찾는 환자들은 치아의 불편감과 고통에서 편해지고 싶고, 본인들의 요구도 최대한 수용해 주기를 바란다.

치과에서 어떤 진료를 제공했는지도 중요하지만, 환자의 기본적 욕구가 충족되었는지 어떻게 느꼈는지에 따라 만족도가 달라질 수 있다. 우리가 똑같은 맛집을 가더라도 친절한 응대까지 더해진다면 기분도 좋아지고 또 오고 싶지만, 음식이 아무리 맛있어도 불친절하다면 상황은 달라질 것이다.

전화응대

환자와의 첫 접점인 전화응대부터 환자의 생각과 마음을 헤아려 준다면 치과를 한 번도 내원하지 않은 환자도 치과 내원 여부를 결정할 수 있는 무기가 될 수 있다. 그리고 좋은 이미지로 내원한 상태에서의 치과 상담은 성공까지 이어질 가능성이 더 높다. 기분 좋은 내원의 시작이 될 수 있는 전화응대를 잘하기 위해서는 전화응대의 친절, 신속, 정확의 3대 원칙을 알아야 한다.

데스크에서 전화를 받을 때 "네 감사합니다. ○○치과 입니다" 또는 "정성을 다하는 ○○치과 ○○○입니다" 아니면 치과의 슬로건을 넣어서 말하는 곳도 있을 것이다. 이때 가장 좋은 멘트는 나의 직함과 이름도 같이 말하는 것이다. 상대방의 신상을 묻기 전에 나의 신상을 먼저 밝힌다는 건 문제가 발생하지 않도록 최선을 다하겠다는 암시적 메시지가 된다고 한다. 그리고 나의 직함과 이름을 먼저 밝힘으로써 신뢰감을 형성할 수 있다. 또한, 같은 말이라도 목소리와 어투에 따라 친절하게 들릴 수도 불친절하게 들릴 수도 있다.

밝은 표정에서 밝은 목소리가 나오기 때문에 항상 긍정적인 표정을 유지하려는 노력이 필요하다. 목소리는 높은 톤보다는 중저음이 안정적으로 들리며 신뢰감도 느끼게 해 준다. 전화응대 중에 치과에 환자가 내원한다면 고개 및 눈으로 반기며 양해를 구한 후 전화응대를 이어 나간다.

두 번째는 전화벨이 2~3번 울리기 전에 신속하게 받는 것이다. 상황에 따라 전화를 너무 늦게 받거나 바빠서 받지 못했다면 전화 연결이 되었을 때 못 받은 이유를 먼저 말하는 것보다는 "전화를 늦게 받아 죄송합니다"라는 사과의 인사말을 하는 게 필요하다.

전화 중 환자의 질문에 답변을 위해 뭔가를 확인할 때도 "잠시만 기다려 주세요"라는 멘트를 해야 하는데 잠시란 30초~1분을 뜻한다. 그후에 전화를 받았을 때는 "오래 기다리게 해서 죄송합니다" 또는 "기다려 주셔서 감사합니다"라고 말한다. 만약 환자의 질문에 답변 시간이 오래 걸릴 것 같은 경우 "시간이 오래 걸릴 것 같습니다. 제가 확인 후에 몇 분 이내로 전화를 다시 드려도 괜찮을까요?"라고 말씀드린다.

세 번째는 업무 지식 및 병원 시스템을 숙지해서 질문 시 일관성 있는 정확한 답변을 하는 것이다. 그러기 위해서는 우리 치과에 맞는 매뉴얼이 필요하다. 전화를 한 사람만 받는다면 문제가 없겠지만 상황에 따라 코디네이터 선생님이나 진료실 선생님이 받을 수도 있기 때문이다. 그리고 전화응대 매뉴얼이 있다면 다양한 질문을 받더라도 당황하지 않고 응대해 줄 수 있다. 전화응대를 잘해서 예약까지 했다면 전화 통화의 내용이 잘 기록되어야 한다. 그래야 환자가 치과에 내원했을 때 "안녕하세요! 전화로 상담해 드렸던 정은지 실장입니다", "오늘 임플란트 상담 문의하셨죠? 정확한 상담을 위해서 전체적인 엑스레이 사진 촬영도 진행할 거예요"라고 말씀드리며 환자분이 상담했던 내용을 다시 한번 언급해 준다면 보다 친근한 느낌을 줄 수 있다.

통화를 하면서 컴퓨터에 동시 입력이 가능하다면 프로그램을 이용하도록 한다. 그리고 전화 받는 곳 근처에는 항상 메모지나 수첩을 준비해 놓는 것이 좋다.

접수 시 응대

"7시 예약하신 건 아는데 환자가 밀려서 1시간은 대기가 필요해요."

피부과 진료를 받기 위해 일주일 전에 예약한 곳을 방문했을 때 직원분이 나에게 했던 말이다. 기분이 별로였다. 전화로 예약할 때 이런 부분에 대해 고지되지 않았고, 대기하지 않기 위해 예약을 한 건데 1시간이나 기다려야 한다니.

"예약했는데 1시간이나 기다려야 한다고요? 그럼 예약을 왜 한 거예요?"라고 말하자 그제야 직원분은 죄송하다면서 다른 원장님의 진료를 받는 것은 어떤지 물었다.

환자가 병원에 방문해서 가장 먼저 마주하게 되는 것이 데스크이다. 고로 데스크 직원들은 병원의 첫인상과도 같다. 피부과에서의 응대는 '진료를 볼 거면 기다리고 못 기다리겠으면 다음에 오세요'의 느낌까지 받게 했다. 10년 이상 다녔던 병원이었기 때문에 기분을 삭이며 지나갔지만, 만약 초진이거나 가끔 찾았던 병원이었다면 응대 태도에 재내원은 하지 않았을 것이다. 만약 예약이 밀려 대기를 해야 하는 상황이 발생한다면 환자분께 사과의 말과 함께 양해를 구하는 것이 먼저다.

"○○○ 님 오늘 7시 예약하셨는데 갑자기 응급환자가 생겨서 예약이 밀려 1시간 후에 진료를 볼 수 있을 것 같습니다. 정말 죄송합니다. 다음부터는 대기 없이 진료 볼 수 있도록 꼭 체크하겠습니다. 혹시 식사는 하고 오셨나요? 아직 전이시면 식사하시고 오시면 바로 볼 수 있게 준비해 놓겠습니다."

환자의 불편할 수 있는 상황과 마음을 헤아리고 진심 어린 사과를 하는 것이 필요하다. 예전에 근무했던 치과에서는 예약 환자분이 오랜 대기를 하게 되면 죄송하다는 인사와 함께 커피 쿠폰을 드리기도 했다. 말 한마디에 천 냥 빚도 갚는다고 하는 것처럼 말을 잘하면 어려운 일도 해결할 수 있다.

처음 내원하는 환자분이라면 그냥 문진표만 드리고 작성해 달라고 하는 것보다 환자분과 첫 대면 대화를 할 수 있는 기회로 삼고 항목에 대한 설명과 세부 사항을 체크하고 환자의 현재 상태를 파악하는 것이 좋다. 대부분 치과에 대한 공포와 불안감을 가지고 내원하기 때문에 대화를 나누면서 이런 부분들을 해소시켜 줄 수 있다. 첫 내원하는 환자들에게 적극적으로 따뜻한 응대를 한다면 지속적으로 우리 병원을 찾을 확률이 높아질 것이다.

진료실 안내 응대

"○○○ 님 들어오세요."

자주 내원했던 환자라면 자연스럽게 본인의 자리를 찾겠지만 처음 오는 환자분들은 동선이 익숙하지 않아 어느 진료실로 들어가야 하는지 모를 수 있다. 그렇기 때문에 혼동하는 일 없도록 진료실 선생님이 대기실로 나와 인사와 함께 안내를 해드리는 것이 필요하다.

"안녕하세요. 저는 ○○○ 치과위생사입니다. 자리 안내 도와드릴게요", "오늘 ○○진료 진행하시죠? 원장님과 함께 진료를 도와드릴 거예요" 등의 스몰 토크를 하면서 친근함을 불러일으키는 말로 어색하고 긴장된 분위기를 누그러뜨릴 수 있다.

서류 응대

치과에서는 치과 사보험, 진단서, 치료확인서, 진료의뢰서, 소견서, 통원치료 확인서 등 다양한 종류의 서류를 발급한다. 대학병원은 서류 발급을 담당하는 원무과가 있거나, 서류 발급 키오스크를 이용하면 되지만 치과에서는 그 역할을 데스크에서 한다.

서류를 사전에 요청해 온 경우에는 여유롭게 준비할 수 있지만, 당일에 갑자기 요청하는 경우나 여러 개의 치아 사보험을 가입해서 많은 서류를 요청하는 경우에는 빠른 처리가 어렵다. 한번은 크라운 치료 2개를 한 환자분께 5개의 서류를 작성해서 드린 일도 있다. 치아 사보험이 5개나 되었기 때문이다.

서류 발급 외에도 다양한 업무들을 함께 처리하는 상황에서 영수증 출력, 차트사본 복사, 엑스레이 출력과 진료 항목을 체크해 나가며 작성하려니 정신이 아득해지기도 했었다. 특히 원장님이 작성해야 하는 서류도 있는데 이런 것들을 당일 요청하는 경우 대기 시간이 길어져 환자가 다시 내원해야 하는 일도 생긴다.

서류에 따라서는 비용이 청구되는 건들도 있는데 이러한 내용을 사전에 고지하지 않았다면 비용 발생으로 인한 컴플레인이 생길 수도 있다. 원활한 데스크 업무와 서류로 인한 컴플레인 발생을 방지하려면 제대로 된 서류 응대가 필요하다.

서류 안내의 시작은 데스크에서 접수를 할 때, 치료를 받고 난 뒤에 서류가 필요한지를 파악하는 것이다. 개인이 든 사보험 청구를 위해 발급을 원하기도 하지만, 간혹 회사에서 병원 비용을 지원해 주는 경우도 있어 회사 제출용 서류 발급을 원하기도 한다.

개인 사보험이 없는 직장인이라면 회사에서 지원되는지 알아보고 알려달라고 말씀드리는 것도 좋다. 이후에 환자가 어떤 서류가 필요한지 알려줬다면 요청한 서류를 한 번 더 확인 후 추가 서류가 필요하면 알려달라고 한다.

서류 발급은 시간이 소요되기 때문에 다음 날 등 서류 준비 기간과 서류 발급 비용을 말씀드린다. 서류 작성이 완료되면 문자나 전화로 안내하겠다고 말씀드린다. 그런데 이렇게 하더라도 가끔은 환자가 요청한 서류가 이게 아니라고 한다거나 본인이 들었던 비용은 다르다고 하는 일이 발생하기도 한다. 그리고 한 번에 서류 요청을 하지 않고 아직 치료가 많이 남았지만, 치료 때마다 서류 요청을 하는 분들도 계셨다. 그래서 여러 고민 끝에 내가 서류 안내했던 방법은 서류 안내표를 만들어서 환자의 성함과 서류 요청날짜 그리고 서류 항목과 금액대를 적어 환자분이 직접 체크하고 확인하게 했었다.

사보험 서류는 1회 서류 발급은 무료이지만 2회부터는 3천 원의 비용이 발생한다고 말씀드렸다. 효과는 놀라웠다. 환자분이 직접 필요서류를 체크하고 금액대를 확인했기 때문에 다른 말을 하는 경우도 줄어들었고, 사보험은 3천 원을 내지 않기 위해 열 명 중 아홉 명은 모든 치료가 끝난 뒤에 서류 작성을 요청하셨다. 이렇게 서류 응대에도 우리 병원만의 시스템을 만들어 간다면 다른 직원이 데스크 업무를 맡게 되더라도 잘 응대를 할 수 있고, 데스크 업무도 좀 더 원활하게 돌아갈 수 있다.

매출을 부르는
상담스킬

　　응대를 할 때 쿠션 언어를 사용하면 상대방에 대한 배려와 존중의 느낌을 줄 수 있고 좋은 이미지까지 구축할 수 있다. 쿠션 언어는 딱딱하게 전달될 수 있는 말을 부드럽게 연결해 주기 위해 사용하는 언어인데, 딱딱한 의자에 폭신한 쿠션을 깔아 좀 더 편안한 느낌을 주는 것을 말한다. 괜찮으시다면, 실례지만, 번거로우시겠지만, 죄송합니다만, 바쁘시겠지만 등이 이에 해당된다.

예시) 당일 예약을 원하는데 대기 환자가 많을 경우
"오늘 환자가 많아서 30분 이상 기다리셔야 진료 볼 수 있어요"라고 말하는 것보다
"○○○님, (쿠션 언어) 죄송합니다만 오늘 대기 환자분이 많아서요. 최대한 덜

대기할 수 있는 시간으로 예약 도와드리겠습니다"라고 말한다면 같은 말이라도 훨씬 더 정중하게 들린다.

예시) 타 치과 임플란트 치료를 본 병원에서 이어서 진행하려는 경우

"치과마다 임플란트 종류가 달라서 식립한 임플란트 종류를 알아 와야 해요"라고 말하는 것보다

"본 치과에서 임플란트 치료를 마무리하려면 기존 임플란트 종류를 확인해야 안전하게 치료할 수 있어요. 바쁘시겠지만(쿠션 언어) 기존 치과에 연락해서 확인해 주실 수 있을까요?"

예시) 전화상에서 말을 제대로 듣지 못한 경우

"소리가 잘 안 들려서요. 다시 말씀해 주시겠어요?" 핑계의 말을 대기보다는
"죄송합니다만(쿠션 언어) 다시 한번 더 말씀해 주시겠어요?"

이렇게 쿠션 언어는 상대방에 대한 배려와 존중의 느낌을 전달해 주어 대화를 훨씬 부드럽게 만들고 친밀감과 긍정적인 반응을 이끌어 내는 데 효과적이다. 가는 말이 고와야 오는 말이 곱다는 옛 속담처럼 내가 하는 말은 부메랑이 되어 다시 돌아온다. 내가 먼저 상대방에게 따뜻하고 부드러운 말을 한다면 상대방도 나에게 따뜻한 말을 들려줄 것이다.

나만의 상담스킬

치과실장의 또 다른 이름은 상담실장이다. 대부분이 치과 경영이나

직원 관리 및 교육, 상담 등의 전반적인 업무를 총괄하지만, 오직 상담만 하는 실장도 있다. 상담 능력에 따라 인정 여부와 연봉이 결정된다.

치과를 경영하는 입장에서는 치과가 운영되고 확장되려면 매출이 중요하다 보니 실장 역시 매출에 예민해질 수밖에 없다. 원장님만 믿고 곧바로 진료를 진행하는 환자도 있지만, 치과 쇼핑이라는 말이 괜히 생겨난 게 아니듯 여러 치과를 비교하고 결정하는 케이스도 많다. 이러한 사실을 알 리 없었던 초보 실장 시절에는 상담세미나에서 중요한 팁들을 많이 얻었고, 수년 동안 많은 환자와의 상담을 통해 환자가 치과에 신뢰를 갖게 할 수 있는 나름의 노하우를 터득하게 됐다.

상담실장은 단순히 가격 설명만 하는 것이 아닌 공감대를 형성하며 환자에게 치과에 대한 신뢰감을 불어넣어 주는 역할을 하는 사람이다. 환자의 협조와 동의를 이끌어 내는 일에 있어 신뢰는 굉장히 중요하다.

가끔 직원들과 함께 가는 식당이 있다. 중년 부부가 운영하는 곳인데 특히 닭볶음탕이 정말 맛있다. 닭볶음탕을 먹으려면 1시간 전에는 미리 전화 주문을 해 놓아야 한다. 두 번째 전화를 걸었던 날이었다.

"안녕하세요. 여기 ○○치과라고 하는데요."

"아 건너편 치과? 닭볶음탕? 팔팔 끓여서?"

○○치과라는 말밖에 하지 않았지만 바로 알아봐 주었고, 지난번 팔팔 끓여 졸여 달라는 주문했던 내용까지 기억하고 있었다. 고객의 니즈를 완벽하게 파악하고 있었던 것이다. 맛도 맛이지만 손님에 대한 세심함까지 갖추고 있음이 느껴지자 '잘 되는 식당은 다 이유가 있구나'라

는 생각이 절로 들었다.

전략을 세워야 설득이 쉬워진다

상담을 들어갈 때 아무 준비 없이 바로 시작한다면 추후 재확인해야 하는 상황들이 일어날 수 있다. 환자와의 상담 시간도 길어져 업무의 효율성도 좋지 않다. 그래서 상담을 들어가기 전 환자의 니즈를 파악하는 준비가 필요하다.

환자분이 치과에 내원하면 제일 먼저 하는 것이 문진 기록이다. 현재 불편 사항이 무엇인지, 전체적인 치료를 원하는지 검진만 원하는지 등의 기록을 미리 확인해야지만 반복적인 대화를 줄일 수 있다. 진단 시 옆에서 직접 설명을 듣지 못한 경우라면 더더욱 문진표를 확인해야 한다. 내원 경로에서도 가까워서로 체크한 경우라면 내원이 좀 더 수월할 수 있다는 것을 알 수 있고, 치료 범위를 보더라도 현재 이 환자가 원하는 치료 선호도까지 파악할 수 있다.

그다음 상담 시 체크해야 할 사항 중 첫 번째는 치료받을 수 있는 시간적 여유 및 기간이다. 이 부분에 따라 치료 계획이 변동되기 때문에 간단한 싱글 보철이나 레진치료 등의 단기간에 종료되는 치료 외에는 시간적 여유 및 기간을 확인해야 한다.

지방으로 발령이 나서 언제까지 치료를 마무리해야 한다는 환자도 있고, 한두 달 후에 출국해야 한다고 하는 환자도 있다. 발치 후 임플란트나 브릿지를 해야 하는 환자인데 출국해야 하고 입국이 정해지지 않았다면 임플란트가 훨씬 좋은 치료라고 해도 진행할 수가 없다. 이런 부분들까지 고려해서 치료 방향성을 잡아 주어야 한다. 그리고 환자가 선호하는 요일 및 시간대를 체크해서 기록해 둔다면 다음번 예약 시 "늘 이 시간대에 오시는데 같은 시간대로 예약 도와드릴까요?"라고 물어볼 수 있다. 예약 잡는 시간도 더 간략해지고 동시에 환자도 자신을 신경 써 준다는 느낌을 받을 수 있다.

두 번째는 수납이다. 치료할 게 많은 환자는 진료비 단위가 커지기 때문에 다른 곳에서 견적을 받은 것이 있는지, 예상한 치료 금액이 있는지 물어보는 것이 좋다. 만약 환자가 부담을 느끼는 것 같으면 무이자 할부에 대한 안내나, 우선은 급한 치료부터 설명하고 나머지는 추후 다시 설명해 주는 방향으로 가는 것도 필요하다. 아무리 치료의 필요성을 잘 안다고 해도 비용을 수납하기 힘든 상황이라면 치료하기가 어려울 수밖에 없다.

금액의 부담을 느끼는 상황에서 치과에 신뢰도가 쌓이기 전인데 모든 치료를 진행해야 한다고 말한다면 압박감을 느껴 생각해 보겠다는 상황까지 발생할 수도 있다. 그래서 급한 치료부터 하면서 금액적 부담을 줄이고 치료로 환자에게 신뢰감을 쌓아 간다면 다른 부위에 치료도 같이 진행할 확률이 높아질 것이다. 그런 부분의 걱정을 덜어 주며 진료를 진행시키는 것도 상담자의 역할이다.

세 번째는 치아보험 가입 여부 및 회사 진료 혜택이다. 요즘엔 치아보험을 가입하는 사례가 많다. 그래서 상담 전 치아보험으로 보장받을 수 있는 치료가 있는지 확인해서 환자가 내야 하는 진료비를 줄일 수 있는지 확인해 주는 것이 필요하다. 가입한 기간에 따라 보장받는 금액이 달라질 수 있어 환자 동의하에 고객센터에 전화해서 같이 확인하는 것도 좋다. 회사에서 매년 일정 금액의 진료비를 지원해 주는 곳들도 많다. 그래서 이런 지원이 있는지 확인 후에 지원 금액이 한도를 넘어간다면 해를 나눠서 치료를 진행하기도 한다.

환자의 보험들을 체크해 주고 진료를 진행하게 되면 환자는 부담이 덜 한 상태에서 치료를 받을 수 있게 된다. "이렇게 자세하게 설명해 준 곳은 여기가 처음이에요"라고 말씀하시며 우리 병원을 다른 지인에게 소개해 주기도 했다. 환자를 위한다는 마음으로 임하면 동의율과 매출 증대는 자연히 따라오게 되어 있다.

네 번째는 진단의 가능성을 모두 열어 놓는 것이다. 예를 들어 엑스레이상 충치가 신경관까진 도달하지 않았고, 환자도 증상이 없어 원장님께서 인레이 치료[16]로 계획을 세웠다고 가정해 보자. 그러나 보이지 않는 미세 신경관들도 많고, 충치를 제거하다 보면 신경관이 노출되는 경우도 발생할 수 있다. 당장 신경이 노출되지 않아서 인레이로 치료를 마무리했더라도 저작 시 계속된 자극으로 서로 신경이 괴사되면서 통

16 치아를 부분적으로 수복하는 보철치료.

증이 생겨 신경치료가 들어가기도 한다. 그래서 충치가 깊어 보이는 경우엔 신경치료 가능성도 함께 설명해 주어야 한다.

변경된 치료를 사전 설명 없이 진행하게 될 시엔 치료 비용이나 기간 등이 달라지기 때문에 병원에 대한 신뢰도는 물론이고 컴플레인까지 발생할 수 있다. 환자에게는 "충치가 깊은 상태라 최대한 신경치료를 안 하는 방향으로 해 보겠지만 신경이 노출될 확률이 높아 신경치료 시 치료 기간이나 비용이 달라질 수 있습니다. 치료 진행 중 계획이 변경되면 달라지는 진료에 대해 자세히 설명해드리겠습니다"라고 말씀을 드려야 한다. 첫 진단을 제대로 하는 것이 가장 좋겠으나, 다양한 변수가 존재하기 때문에 발생할 수 있는 모든 경우를 사전에 고지해 주어야 한다.

상담은 혼자 하는 것이 아니다

대부분의 상담은 실장의 몫이지만 그 효율성을 위해서는 팀워크도 중요하다. 원장님이 진료 중이거나, 진료실 선생님이 스케일링을 하고 있을 때에도 체크리스트를 작성하는 것이 좋다. 진료실 선생님이 환자의 스케일링을 진행한다고 했을 때 좀 더 자세히 관찰을 할 수 있으니 치아의 마모 정도나 다른 불편 증상은 없는지 확인해 주는 것이다. 그렇게 하면 환자의 상태를 조금 더 상세히 인지한 상태에서 상담에 임할 수 있게 된다.

내원한 환자에게 깨진 치아가 있다고 가정해 보자. 깨진 부위가 오래되었음에도 환자는 특별히 불편함을 느끼지 못하고 있는 상태다. 이를 발견한 스케일링 담당자도 본인만 인지한 채 별도로 체크를 해 놓지 않는다면 상담실장은 환자에게 치료를 권하게 될 수 있다. 또한 원장님 검진 시에도 인레이 치료가 필요한데 이 부위가 충치로 인해 필요한 것인지, 파절로 인해 필요한 것인지, 단순히 치주염으로 인해 음식물이 끼어서 필요한 것인지와 같은 부분을 상세히 적어 주지 않는다면 상담 시 오류가 발생할 수 있다. 명확한 상담을 위해서는 진료실과 상담자의 상호작용이 매우 중요하다. 이럴 때 체크리스트를 작성한다면 오류를 최소화시킬 수 있다.

★TIP. 스케일링 시 체크리스트

- 치아의 마모도
- 마모로 인해 시리거나 불편함 여부
- 교합면, 인접면 caries 치아
- 잇솔질이 가장 잘 안 되는 부위와 잇몸 상태
- 사랑니의 부분 맹출 확인

기분이 좋을 때 설득된다

사람은 기분이 좋을 때 설득이 잘 된다고 한다. 당연한 이야기이다.

기분이 좋을 때는 가벼운 부탁 정도는 흔쾌히 들어 줄 수도 있다. 반대로 기분이 좋지 않은 상태에서 누군가 나에게 부탁을 한다면 가벼운 부탁이라 하더라도 지금 기분 상태에서는 들어주고 싶지 않을 수도 있다. 쉽게 말해 환자에게 상담 전부터 친절과 관심으로 좋은 이미지를 갖게 하는 것이 중요하다는 것이다. 그래서 치과를 내원하는 과정부터 진료 외에도 환자의 관심사 대화로 라포를 형성하는 것이 필요하다.

오픈치과에서 근무를 할 때 환자의 유입을 위해 광고를 했었는데 다양한 지역에서 환자분들의 문의가 오고 내원을 하셨다. 그런데 치과의 위치가 네비게이션에서 안내를 제대로 해 주지 않아 환자분들이 오는 과정에서 애를 먹은 경우가 여러 번 있었다. 회사에 건의를 해서 계속 수정해 나갔지만 다양한 어플을 사용하고 있기 때문에 모든 네비게이션을 바로 수정할 수가 없었다.

그런 와중에 어떤 어르신이 운전을 하고 처음 오시게 되었는데 오는 길이 너무 힘들어서 내원 시 이미 화가 잔뜩 나 있는 상태였다. 접수 시에 바로 임플란트 금액만 물어보시고 "왜 광고랑 달라! 안 해"라고 하더니 그냥 병원을 나가 버렸다. 임플란트는 종류도 다르고 뼈 이식 여부도 다르고 부속품도 사용하는 것에 따라 달라지는 부분이라 상담이 필요한데 광고의 크게 쓰여 있는 일부분만 보고 오시기도 했고, 이미 오는 과정에서 기분이 상한 탓에 우리 입장은 들어 볼 생각도 하지 않았다. 그 뒤로는 자차로 내원하는 환자들에게는 위치 안내도를 보내드리고 있다.

환자가 처음 치과에 내원을 하게 된다면 오는 길이 힘들지 않도록 미리 안내하고 병원이 낯설지 않게 친절하게 대하는 것이 중요하다. 상담할 때도 아이랑 같이 온 경우라면 환자의 치료 이야기만 하는 것이 아니라 친밀감 형성을 위해 "아이는 몇 살이에요?", "유치는 다 자랐나요?", "충치는 안 생겼나요?"라고 대화하다 보면 자연스러운 유대감이 형성될 수 있다.

상담 시 적절한 칭찬도 필요하다. 환자는 치과에 왔을 때 치아 상태에 자신이 없는 경우가 대부분일 것이다. 그런 상황에서 상태가 너무 안 좋다는 말만 한다면 환자는 의기소침해져 치료하고자 하는 의욕이 떨어질 수 있기에 치료에 대한 의지를 불어 넣어 주는 것도 필요하다. 예를 들어 치아의 마모가 심한 환자가 왔다고 하자. 치아의 마모가 심한 환자분들의 특징은 잇몸뼈가 튼튼한 경우가 많다. 잘 생각해 보면 치주염이 심하신 환자분들이 단단하거나 질긴 음식을 잘 못 드시는 경우가 많았을 것이다. 그럼 마모가 심한 환자분에게는 마모된 치아의 치료 방법을 설명하면서 이렇게 칭찬해 줄 수 있다.

"환자분께서 치아에 마모가 심한 이유는 잇몸뼈가 너무 튼튼하고 좋으셔서 씹는 힘을 잘 받쳐 줄 수 있어서 그래요. 그래서 단단하고 질긴 음식만 조심하시면 치아를 건강하게 오래 보존할 수 있으세요. 저보다도 잇몸뼈가 좋으세요!"
그리고 마모로 인한 치료와 마모의 예방에 대한 이야기만 하고 끝나는 것이 아니라 단단한 것을 많이 드시는 분들은 턱에 무리가 가는 경우가 많아서 턱관절 통증은 없는지 아니면 단단한 걸 평소 드시지 않는다고 하셨으면 이갈이 증상이 있는지 여쭤 보며 턱관절 치료도 권할 수 있다. 이렇게 마모가 있어서 보철치료가 필요하다는 안내에서 끝나는 것이 아닌, 대화를 이어 나간다면 환자의 상태를 명확하게 판단할 수 있다.

★TIP. 환자를 칭찬하는 방법

① 칭찬을 일상에 녹여 보자
② 한 가지라도 포인트를 공략해서 친밀감을 형성하자

넛지효과

넛지는 '옆구리를 슬쩍 찌른다'라는 뜻으로 어떠한 목적이 있을 때 이를 강요하기보다는 부드러운 개입을 통해 타인의 선택을 유도하는 방식이다.

가장 흔한 예는 남성용 소변기에 그려진 파리 그림이다. 집중해서 소변을 보게 해 주변에 흘리는 것을 방지하는 것이다. 또한 수술을 앞둔 환자에게 "수술로 살아날 확률이 70%다"라고 말하는 것이 "수술로 죽을 확률이 30%다"라고 말할 때보다 더 높은 동의율을 보인다. 생존

율 70%와 사망률 30%는 같은 말이기에 수술 동의율도 같아야겠지만 다른 결과 값을 내는 이유는 사람은 긍정 표현에 더 끌리기 때문이다.

넛지효과는 아이를 치과에 데리고 가야 하는 경우에도 적용시켜 볼 수 있다. 아이들은 치과에 가는 것을 싫어하기 때문에 질문 자체를 달리해야 한다. "이번 주에 치과 갈 거야. 안 갈 거야?"라는 질문은 yes or no로 유도되기 때문에 "싫어. 안가"라고 대답할 확률이 높아진다. 그런데 "집에서 가까운 치과로 갈까? 아니면 멀어도 어린이 치과로 갈까?"라고 묻는다면 성공 확률이 높아진다.

환자 상담 시에도 이를 적용하여 "오늘 치료받고 가시겠어요?"가 아닌 "오늘 시간 내서 오셨으니 간단한 치료 먼저 받고 가세요. 시간 괜찮으시면 다른 치료도 가능하세요"라고 말하는 것이 좋다.

라미네이트와 미백을 동시에 진행할 시: 미백 20% 할인 및 +1회 무료

▲▲▲

깨알 프로모션

심미 치료인 라미네이트나 올세라믹 크라운을 진행하는 환자라면 동시에 진행하면 좋은 치료 등을 할인가로 슬쩍 안내해 주는 것도 방법이다. 심미적인 목적을 가지고 치료하는 분들은 심미 부분에 관심이 많기에 라미네이트와 미백을 묶어서 언급해 준다면 눈길을 끌 수 있다.

치료 후에도 "너무 치료가 잘 되셨어요", "라미네이트를 하니 미소가 훨씬 예뻐 보여요" 등의 긍정적인 표현으로 치료가 잘 되었다는 생각을 들게끔 해 주면 환자는 더 큰 만족감을 느낄 수 있다.

환자 유형에 따른 상담

환자의 유형 및 성향을 알고 상담한다면 환자의 의도 파악이 쉬워져 보다 매끄러운 대화가 가능해진다.

이제 막 상담을 시작했던 초보 시절에는 환자의 성향 파악하는 것이 어려웠다. 자연히 내가 하고자 하는 설명에만 집중하게 되었고, 이는 환자의 '의도'나 '기분'이라는 굉장히 중요한 요소를 등한시하게 되는 결과로 이어졌다.

하루는 나이가 지긋하신 어르신이 오셨다. 틀니를 새로 하고 싶은 것이 그 이유였다. 상담실로 안내하여 비용에 관한 설명을 드리는데, (많은 어르신들이 그러시긴 하지만) 자식 자랑에 여념이 없었다.

"내 사위가 대학교 교수고, 내 딸이 의사야."

한동안 이야기를 들어 주며 비용 설명도 곁들였다. 그런데 이 환자의 경우 틀니를 고정해 주는 크라운치료도 필요해 보였다. 그런데 환자의 입장에서는 예상보다 더 많은 비용이 든다고 생각되었던 모양이었다. 비용이 비싸다며 무작정 깎아 줄 것을 요구하셨고, 금액을 낮춰 주지 않을 시에는 치료를 받지 않겠다는 으름장까지 놓았다.

순간적으로 나는 "어머님, 자녀분들 능력도 좋으신데 한번 말씀을 드려보는 게 어떨까요?"라고 말했다. 그러자 "네가 뭔데 내 자식한테 말하라 말라야!" 하며 적잖이 화를 내었다. 상한 기분 때문인지 비용적인 문제 때문인지 그분은 그날 이후로 우리 병원에 오지 않았다.

자녀가 비용을 내 주는 경우, 보통은 함께 내원하고 일정이 맞지 않을 시에는 통화로 대신하곤 한다. 그런데 해당 고객의 경우 단순히 자녀 자랑을 하고 싶었던 것 같다.

치과에 오는 대다수의 어르신들은 평소 대화할 사람이 많지 않다. 그래서 치료를 목적으로 한 병원 상담 시에도 이런 저런 이야기를 하거나 자랑하는 것을 즐기곤 한다. 만약 내가 이러한 부분들에 조금 더 민감하게 반응할 수 있었더라면 맞장구도 치고 너스레를 떨면서 상담을 진행했을 텐데 말의 행간을 읽는 센스가 부족했었다.

상담을 잘 한다는 것은 단순히 치료과정이나 비용설명뿐만이 아니라 환자의 성향과 상황까지 헤아릴 줄 아는 것이다. 개인마다 편차가 있겠으나 다년간의 경험을 토대로 분류해 본 환자들의 성향은 다음과 같다.

▌의심이 많은 환자

단골 환자라면 평소처럼 치료를 진행하겠지만 그렇지 않은 경우, 제대로 된 치료를 해 줄 만한 곳인지, 가격은 합리적인지에 대한 의심을 해 볼 수 있다. 그런데 그 중에서도 의심이 많은 분들이 있다. 공통적인 특징은 다양한 질문으로 이것저것 확인해 보려 한다는 것이다.

이분들에게는 첫 상담 때 최대한 다양한 설명을 해 주는 것이 중요하다. 말을 잘 하지 못하거나 버벅거린다면 의심을 살 수도 있다. 때문에 상담에 임할 때 환자가 받고자 하는 치료에 대해 잘 알고 있어야 한다.

어느 타이밍에 무슨 질문을 해 올지 모르기에 치과 진료에 대한 포괄적인 지식도 갖추고 있어야 한다. 만약 아는 바가 전혀 없는 부분에 관한 질문을 받게 된다면 능청스럽게 "그 부분은 확인해서 알려 드릴게요" 하고 넘어가는 기술도 필요하다.

▌결정권이 없는 환자

설명을 아무리 열심히 해 주어도 치료에 진전이 없는 케이스도 있다. 이런 경우 환자가 지불 능력이 없는 학생인지, 어르신의 경우 자녀가 비용을 지불해 주는지 등을 파악해야 한다.

기혼 남성의 경우 아내와 상의 후에 진행하는 경우가 많다. 이런 경우에는 치료계획서를 꼼꼼히 작성하여 첨부해 드리고, 결정권자와 함께 내원해서 상담을 다시 받을 수 있도록 추후 일정을 잡아 주어야 한다. 만약 보호자의 내원이 어렵다면 문자나 메시지 앱으로 치료계획서를 발송하고, 유선상으로 상담을 진행하여 당일에 치료 일부분이라도 받게끔 유도하는 것이 좋다.

▌성격이 급한 환자

성격이 급한 환자들은 상세한 설명을 싫어하는 경우가 많다. 장황한 설명보다는 치료 필요 개수, 진료 비용, 치료 기간 등 반드시 알아야 할 정보만 간략하게 말씀드리고 보다 자세한 내용은 별도의 치료계획서를 드리는 것이 좋다.

초보 실장 시절, 40대 후반의 환자에게 치료 프로세스 전반을 상세하게 설명하고 있었는데, 내 말을 끊더니 "됐고, 이거랑 이거 두 개만 설명해"라고 했었다. 그땐 초보실장이라 당황하고 어찌할 바를 몰랐었다. 해당 환자의 예의와 태도는 차치하더라도, 기본적으로 성격이 급한 타입이었다. 핵심만 설명해 주길 원했고, 나머지는 본인이 물어보았을 때 대답해 주면 되는 거였다. 그리고는 생각해 보고 연락하겠다며 병원을 나갔는데, 30분도 안 되어 치료를 진행하겠다고 전화를 주었다.

사람마다 성향이 모두 다르기에 100% 예측할 순 없지만 많은 경험으로 비춰봤을 때 대게는 중년 남성분들이 간략한 설명을 선호하는 듯했다. 본인이 궁금한 것이 생기면 또 한번 간단명료하게 대답해 주면 된다. 요지는 상담을 할 때는 내가 하고자 하는 말만 하기보다는 상대방의 반응을 살피면서 그에 맞는 자세를 갖추는 것이 필요하다.

▌겁이 많은 환자

치과에 내원하기 위해 큰 용기를 낸 분들이다. 그렇기 때문에 상담 단계에서부터 치료에 대한 두려움을 느끼게 된다면 치료를 진행하지 않을 확률이 높아진다. 사실 치과공포증이 없는 사람들도 치과에 오는 것을 썩 좋아하지는 않는다. 환자들에게 자주 듣는 질문 가운데 하나가 "치과가 무서워서 잘 못 오겠어요. 나만 그런 거 아니죠?"이기도 하다.

심지어 오랜 시간을 치과에서 일해 온 나 역시 치료를 받을 때면 몸을 움츠리게 된다. 치과 진료와 그 내용을 정확하게 모르는 환자 입장에서는 얼굴까지 가려진 채 청각에만 의지해야 하니 더 큰 두려움이 몰려올 것이다.

　무엇이든 '처음'을 앞두면 긴장은 배가 된다. 그 대상이 취미생활도, 여행도 아닌 치료가 되면 더더욱 무섭다. 외모에 관심이 참 많았던 20대 초반, 갸름한 턱을 꿈꾸며 난생 처음 턱 보톡스 시술을 받았었다. 간단한 시술도 처음이라 얼마나 긴장을 했는지 갑자기 숨이 가빠져 시술 후 병원 베드에 누워 숨을 골라야 진정이 될 정도였다.

　간혹 치과에 오는 환자분들도 임플란트 수술 당일, 수술에 대한 긴장감 때문인지 국소마취만으로도 숨을 가빠한다. 수술 다음날 수술한 부위는 멀쩡한데 과도한 긴장으로 인해 몸살에 걸려 오는 경우도 있었다. 이러한 이유들 때문에 치과 공포가 많은 환자에겐 최대한 부드럽고 더 친절하게 응대하는 것이 필요하고, 치료에 대한 과정 설명을 하되 무서운 치료가 아님을 알려 주어야 한다. 또한 우리 치과는 안전하고, 치료를 할 때 통증 없이 잘 한다는 것을 꼭 말씀드려야 한다.

　앞선 과정을 거친 덕분에 치과에 대한 두려움이 있음에도 불구하고 치료를 잘 받은 환자들은, 내가 직접 치료를 하지 않았음에도 내게 감사의 말을 전하기도 했다. 그럴 때면 보람도 느껴지고, 오늘 하루도 열심히 잘 보냈다는 생각이 들곤 했다. 나는 상담을 하는 실장이지만, 단지 상담에서만 끝내는 것이 아닌 환자의 마음까지 헤아리는 실장이 되려고 노력했다. 덕분에 환자의 마음을 보다 깊게 얻을 수 있었다.

★TIP. 치과 공포증 환자 시스템

- 수면마취나 무통 마취로 공포증 극복 시스템을 설명하기
- 장비가 없는 경우에는 국소마취 전 도포마취 및 가글 마취 진행으로 최대한 덜 아프게 도와드린다는 설명하기
- 치과 소리의 공포증의 경우 치과 전용 핸드폰 및 이어폰을 구비하여 클래식 등의 안정감을 느끼게 해 주는 음악 들려주기

잘 되는 병원을 위한
매뉴얼

'매뉴얼'은 특정 시스템을 사용하는 사람들에게 도움을 제공하기 위한 기술 소통 문서로 겨울철 화재 예방을 위한 안전 매뉴얼, 카페에 일회용컵 보증금제도를 위한 매뉴얼, 생활방역대응을 위한 매뉴얼 등 일터와 생활 곳곳에 다양한 매뉴얼이 존재한다.

치과도 병원을 운영하는 일에 필요한 규칙과 기준을 정해 우리 치과만의 시스템이 잘 구축될 수 있도록 매뉴얼을 만드는 것이 필요하다. 병원마다 시스템이나 방식도 다르고, 다른 방식으로 일을 했던 사람들이 한데 모여 일하기 때문에 병원의 방향성에 맞춰 매뉴얼을 제작한다면 우리 병원만의 시스템을 구축시킬 수 있다. 그러기 위해서는 치과의 어떤 부분에 문제가 발생하는지, 환자가 원하는 니즈는 무엇인지, 이를 충족시켜 줄 수 있는 우리 치과만의 차별성은 무엇인지부터 알아야 한다.

몇 해 전, 원장님이 세 명 이상 있는 치과에서 근무했었다. 원장님이 단독으로 있는 치과에서는 환자에게 필요한 치료, 소요되는 기간, 비용만 설명해 주면 된다. 그런데 다수의 원장님으로 구성된 치과에서는 원장님마다 진료 분야가 달라 각각의 설명이 덧붙여져야 한다. 특히 초진 시 검진을 대표원장님께서 다 보셨기 때문에 환자분들은 대표원장님이 치료를 해 준다고 생각했다. 그래서 상담 시 보철치료는 A 원장님, 교정치료는 B 원장님이 하고 계시며 주 1회만 진료하고 있다는 설명을 해 주어야 하는데 상담에 집중하다 보니 어떤 원장님이 치료를 진행하는지에 대한 설명을 누락시켜 컴플레인을 발생시킨 것이다. 이후 데스크, 예진실, 상담실에 진료 분야별 담당 원장님의 매뉴얼을 만들어 부착하고 환자분들이 확인할 수 있도록 하면서도 나도 계속 확인함으로써 잊지 않고 설명드릴 수 있었다. 더불어 분야별 전문 원장님이 계시기 때문에 각 진료 별로 연계해서 치료가 가능한 점과 일반 치과보다 다양한 진료가 가능한 점 등 치과의 특별함도 같이 어필할 수 있었다.

당뇨측정, 혈압측정 매뉴얼

치과 진료를 하면서 외과적 치료가 필요한 경우에는 환자의 병력을 확인하는 것이 중요하다. 혈액순환제를 복용하는 것도 외과 진료 시에 문제가 되지만, 너무 높은 혈압과 혈당도 문제될 수 있다. 혈압이나 당

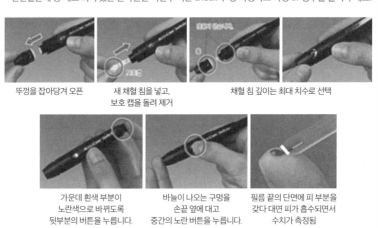

- 임플란트 상담환자는 PANO, CT 두 가지 모두 촬영해 주세요.(보험 임플란트, 비급여 임플란트 모두 해당)
- 전신질환에 당 체크 되어 있는 환자분은 식전후 시간 check 후 당 측정하고 챠팅 or 청구를 눌러 주세요.

뚜껑을 잡아당겨 오픈

새 채혈 침을 넣고, 보호 캡을 돌려 제거

채혈 침 깊이는 최대 치수로 선택

가운데 흰색 부분이 노란색으로 바뀌도록 뒷부분의 버튼을 누릅니다.

바늘이 나오는 구멍을 손끝 옆에 대고 중간의 노란 버튼을 누릅니다.

필름 끝의 단면에 피 부분을 갖다 대면 피가 흡수되면서 수치가 측정됨

그림 2. 당 측정 과정 매뉴얼(출처: 당 측정기 판매사이트)

뇨를 측정할 수 있는 기계를 구비하고 있는 치과가 많은 것도 이러한 이유 때문이다.

혈압이나 당뇨를 측정할 때 환자의 방식대로 측정하거나, 측정 방법을 모르는 직원이 있다면 대기실과 진료실은 혼란스러울 것이다. 직원이 당황하는 모습을 보이면 환자도 덩달아 당황하게 된다. 환자는 불안감을 느끼고 자연히 병원에 대한 신뢰도는 떨어진다. 간단한 측정일지라도 우리 치과만의 프로세스에 맞추어 매뉴얼을 만들어야 한다.

환자의 건강 체크는 데스크 직원이 진행할 것인지, 데스크에서 진행할 수 없는 상황일 때는 어떻게 측정할 것인지, 측정은 어디에서 할 것

인지를 정해야 한다.

혈압측정 기계가 대기실에 설치되어 있다면 환자분에게 측정 후 수치를 알려달라고 하면 된다. 그러나 이동식 혈압측정기를 사용하는 경우 대기실, 체어, 상담실 등 측정 장소를 정해야 한다. 장소를 지정해 놓고 측정하면 "환자분 5분 뒤에 오시면 혈압 측정해 드릴 거예요"라고 말했을 때 환자는 어디서 측정할지 예측할 수 있기 때문에 어디로 가야 할지 어떻게 해야 할지 방황하는 일이 줄어들 것이다.

측정 방법이나 순서에 대한 매뉴얼을 만들어 데스크 및 진료실에 부착하고 직원들이 서로 측정하며 연습을 해 보는 것도 필요하다. 한두 번 연습했다고 해서 측정 과정의 기억이 명확하게 나진 않을 수 있기 때문에 측정하는 자리에 매뉴얼을 부착해 놓는 것도 좋다. 간단한 측정이라도 시스템이 만들어지면 신규 직원이 입사했을 때에도 조금 더 원활하게 환자를 응대할 수 있다.

진료실 매뉴얼

진료실 매뉴얼은 치과의 소통 방법 중 하나이다. 진료 시간을 조금 더 효율적으로 운영할 수 있게 하고, 환자에게 편한 진료 서비스를 가능하게 한다. 단순히 치료에 필요한 재료나 기구 준비만 하는 것이 아닌 진료 과정이 어떻게 되고 무엇이 필요한지, 진료 접점별로 환자에게 어떻게 설명해야 하는지 등의 응대 요령 등이 모두 포함된다. 매뉴얼을 잘 이해하고 숙지한다면 진료실 선생님은 진료 시 환자에게 접점별로 응대할 수 있고, 불필요한 말과 행동을 최소화할 수 있다.

순서	사진 및 준비물	멘트
1. 주의사항 및 동의서 설명 후 서명 받기		미백 시작하기 전 주의사항 및 동의서 설명 드리겠습니다. (전문가 미백종류 선택 check 할 것)
2. 치아 연마	Contra angle, rubber cup, 가루 pumice	미백하기 전 치아 면을 깨끗이 닦을거예요. 치아가 울리는 느낌이 날 수 있어요. (치석이 있는 경우 환자분께 설명하고 스켈링 후 진행, 치석이 심한 경우는 다음 날로 예약 변경)
3. Retractor 착용 후 shade 측정하여 사진 촬영	Retractor, shade guide, 카메라	미백약을 바르기 전 점막에 약이 닿지 않게 하기 위해 입안에 장치를 장착할 거예요. 좀 불편할 수 있어요.
4. 잇몸 보호 dam 도포	dam, light curing	미백약이 잇몸에 닿지 않게 잇몸 보호제를 도포할 거예요.
5. 미백약제 도포	전문가 미백 gel, micro brush	미백약제 치아 면에 바를 거예요.
6. 특수 광선	전문가 미백 기계	미백 1회 20분 원데이 15분씩 3번 정도 시간이 걸릴 거예요. 불편하시면 왼손을 들어 주세요. (or 벨을 눌러주세요.)

표 1. 치아미백 과정(저자 직접 촬영 및 제작)

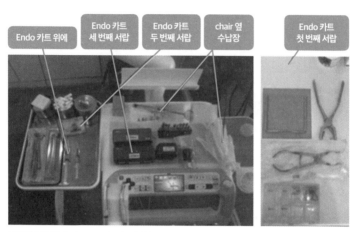

Endo 카트 위에 | Endo 카트 세 번째 서랍 | Endo 카트 두 번째 서랍 | chair 옆 수납장 | Endo 카트 첫 번째 서랍

준비물: 기본기구, saline, naocl, ruler, file통, cotton roll, glove, bur kit, scaler, 핸드피스, rubber dam, punch, clamp, forcep, 마취&앰플

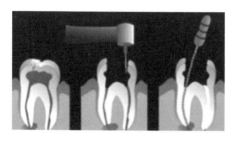

와동을 형성하여 근관 입구를 찾고 감염된 치수를 제거한다.

치료 후 정리

1. file, clamp, bur, syringe tip 등 날카로운 기구들은 전용 보관 통에 담는다.
2. Needle과 ample은 손상전용 의료 폐기물 통에 버린다.
3. 기본 기구 및 다른 기구들은 소독실 전용 세척 통에 넣는다.
4. Rubber dam 시트와 기타 사용한 커튼, 거즈, paper point 등은 폐기물 통에 버린다.
5. 알코올 솜으로 3way syringe tip과 핸드피스 및 사용한 stopper와 같은 기구 등을 닦는다.
6. 다 사용한 기구들은 제자리에 갖다 놓고 file kit에 빈 file 등은 채워 놓는다.

그림 3. 진료실 매뉴얼(치아미백 과정 및 신경치료 과정)

미백치료가 끝나갈 때쯤 다른 직원이 카메라를 가져다 준 경우를 예로 들어 보자. 직원이 카메라를 가지고 온 이유는 미백 후에 사진 촬영을 하고, 그것을 환자에게 보여 주며 치료 전후를 사진으로 비교해 보여 주고 설명해 주는 것이 매뉴얼로 정해져 있기 때문이다. 진료 시스템의 매뉴얼만 잘 알고 있다면 때마다 "이것 좀 갖다 주세요"라고 말하지 않아도 진료를 원활하게 진행시킬 수 있다.

내가 현재 근무하고 있는 치과는 소규모여서 진료실이 바빠지면 백업도 한다. 작은 치과이기 때문에 선생님들의 동선을 쉽게 파악할 수 있어서 보철 인상채득 시 Metal Tray를 가져가는 모습을 보게 되면 Alginate로 대합치 인상을 채득한다는 걸 알 수 있다.

우리는 진료의 과정을 알기 때문에 예측을 할 수 있다. 데스크가 여유로운 상황이라면 5분 뒤에 소독실로 가서 석고를 붓기도 한다. 진료실 선생님은 환자의 임시치아를 붙이거나 마무리해야 하기에 그 시간에 여유가 되는 사람이 먼저 석고를 붓는 것이다. 이처럼 신입이나 새로운 직원이 근무하게 되면 예측할 수 없는 치료의 과정들도 정해진 매뉴얼 지침에 따라 치과의 진료를 파악할 수 있고 적응력을 높여 줄 수 있다.

데스크 상담 매뉴얼

환자의 입장에서 가장 궁금한 가격, 진료 프로세스, 임플란트 종류 등에 대한 질문은 데스크 상담에서 이루어진다. 길을 지나가다 갑자기 방문해서는 "여기 임플란트 얼마예요?" 하고 묻거나 "우리 딸이 교정하고 싶어 하는데, 교정은 금액이 얼마나 해요?"라고 물어보고는 나가는 고객들도 있다. 치과의 수가표가 비치되어 있으나 왜 그만큼의 비용이 발생하는지에 대해서는 말로만 들어서는 이해하기 어렵다. 만약 데스크에서 해당 질문을 받게 된 선생님의 연차가 낮거나, 경력이 짧을 경우에는 설명하기가 어려울 수 있다. 이러한 상황들을 대비하여 데스크에도 간략한 상담매뉴얼을 갖추어 놓는다면 어떤 직원이 문의를 받아도 동일한 설명을 할 수 있고, 듣는 환자 역시 이해하기 쉬울 것이다.

임플란트는 어느 회사의 제품을 사용하는지에 관한 문의를 받았다면 한 장짜리의 간략한 매뉴얼을 보여 드리고, 치과에서 사용하는 임플

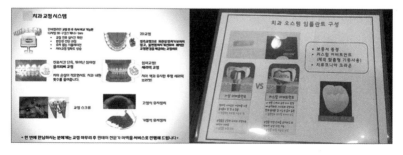

그림 4. 데스크 상담 매뉴얼(치과 교정 시스템 및 임플란트 구성)

란트의 구성과 특징 등을 시각적으로 설명할 수 있다. 이때 "자세한 설명을 원하시면 접수와 엑스레이 촬영 후에 도와드릴 수 있어요. 치과에 내원하신 김에 상담받아 보시겠어요?"라고 말씀드리며 자연스러운 치료를 유도할 수도 있다.

'매뉴얼'이 있다는 것은 업무의 효율성을 높여 주면서 동시에 고객의 만족도 역시 이끌어 낸다. 잘 되는 병원을 위한 매뉴얼을 제작해야 한다면 시각적으로 예쁜 것도 중요하겠지만, 우리 병원에 필요한 매뉴얼이 무엇인지를 파악하는 것이 가장 우선시되어야 한다. 어떤 부분에 부족함이 있는지, 보완하고 싶은 문제는 무엇인지를 생각하고 해당 부분을 개선하기 위해 어떤 프로세스를 만들지를 정한 후에 제작해야 한다.

한 병원의 매뉴얼을 완성하는 것은 어려운 일이다. 막상 매뉴얼을 완성하였더라도 다시 꺼내 보면 예상과는 달리 또 다른 시행착오를 겪기도 한다. 그래서 처음부터 완벽한 매뉴얼을 만들겠다는 생각보다는 문제가 발생할 때마다 하나씩 수정해 나가는 과정이 필요하다.

폐업치과 vs 인수치과 vs 개원치과

▌폐업부터 인수되기까지

첫 실장을 했던 곳, 직원에게 지원을 아끼지 않았던 원장님, 직원들끼리의 단합도 잘 되어 분위기도 좋았던 치과. 그러나 해당 치과는 폐업을 하여 더 이상은 찾아볼 수도 없게 되었다.

실장이라는 직책을 달고 워커홀릭으로 근무한 지 9개월쯤 되었을 무렵, 원장님은 직원들에게 예쁜 유니폼을 맞춰 주셨고, 치과 홍보를 위한 촬영도 진행하였다. 그런데 한 달 뒤 갑자기 원장님으로부터 치과의 폐업 소식을 듣게 되었다. 자세한 내막은 알 수 없었고, 집안의 사정이라고만 하셨다.

원장님과 너무 잘 맞아 오래도록 함께 일하고 싶었는데 함께 한 지 1년도 안 되어 폐업하게 됐던 탓에 심적으로도 힘들었다. 원장님께서는 미안하다는 말과 함께 퇴직금을 챙겨 주신다고 하였다. 병원을 인수하게 될 원장님과의 면접 자리도 마련해 주겠다고 하였다. 나를 제외한 직원들은 사직 의사를 밝혔고, 나는 새로운 원장님 및 직원들과 함께하기로 했다.

병원이 폐업하게 되더라도 진료를 받아 오던 기존 환자들이 있다. 치과를 바로 인수하는 경우가 아니라면, 환자를 받아 줄 수 있는 치과를 찾아서 인계한 뒤 환자분들에게 남은 진료에 대한 사항과 위치 등을 안내해야 한다.

나의 경우에는 기존 치과를 새로운 원장님이 인수했기 때문에 환자분들이 내원했을 때 이러한 사정을 말씀 드렸다. 치과 이름이나 연락처는 동일하게 사용하기로 하였으나, 원장님들끼리 양도 양수 계약서를 체결하기 때문에 재료 및 기계 신고도 새로 해야 했다.

신고 업무는 어렵지 않게 할 수 있었지만, 환자들에게 원장님이 바뀌는 부분을 설명하고 인계하는 과정이 꽤 험난했다. 진행 중인 환자의 치료 계획이나 수납액 및 미납액 그리고 치료를 중단하고 환불 건이 생기는 경우 어떻게 대처할 것인지에 대해서 말이다.

금액이 큰 건은 병원이 재오픈 하기 전에 내부적으로 처리 방법을 정해 놓아야 한다. 한동안은 원장님이 바뀐 것에 대한 환자들의 컴플레인도 있었다. 다행히 기존 실장이었던 직원이 남아서 인계를 하였고, 치료 계획이나 비용에 대해선 변경 사항이 없었기 때문인지 예상했던 것보다는 빠른 시일 내에 안정화되었다. 그러나 인수치과 원장님과의 인연도 오래 가지는 못했다. 환자들을 진료한 뒤 발생하는 크고 작은 문제들 때문에 의견이 대립되는 날이 잦았다. 원장님과 조율을 하거나 문제를 같이 해결해 나갔어야 했는데, 초보 실장 시절이라 슬기롭게 대처하지 못했다. 최선을 다했기에 후회 없이 퇴사하였고, 새로운 포부로 개원치과 실장을 도전하게 되었다.

▎개원치과

이직이 결정되었던 개원치과는 인테리어 공사도 채 끝나지 않은 곳이었다. 치과 오픈 3일 전부터 함께 일하게 될 선생님들과 미리 출근하여 치과에 필요한 비품을 구매하고, 재료 및 차트 등의 정리를 해 나갔다. 치과 곳곳에는 우리의 손길이 닿아 있었다. 육체적으로도 정신적으로도 많이 힘들고 고되었지만 보람도 많이 느껴졌다.

요양기관번호 발급 후엔 치과 청구프로그램에 등록하고, 인수치과와 마찬가지로 장비 및 재료 신고, 의료폐기물 신청 등을 한다. 구강검진기관 신청 시에는 갖춰야 할 장비 기준이 있는데 치과용 진료장치 및 의자, 고압멸균 소독기, 치경, 탐친 및 핀셋, 교육용 치아모형 세트, 치면착색제가 필요하다. 신청 후 공단 담당자가 전화가 와서 장비에 관련된 내용 확인을 했었고 방문한다고 했었다. 왠지 공단에서 방문한다고 하면 잘못한 게 없어도 무섭고 떨렸었는데, 다행히도 치과의 시설이 마음에 든다며 치료까지 받고 가셨다.

- 요양기관업무포털서비스(심평원): 엑스레이 장비, 근관장측정기, 광중합기 등 장비 신고
- 재료대 신고: 사용할 silk, Glass Ionomer, 미라클, 보험 임플란트 재료 등을 청구프로그램 재료대 신고에서 구입한 명세서 보고 입력 후 신고
- 방사선뱃지: 방사선 종사자 건강검진(내과) 후 방사선 관계종사자 건강진단표 및 방사선 관계종사자 신고서를 작성하여 담당구역 보건소에 신청 후 TLD뱃지 전문업체 신청

신규 치과는 실장이 처리해야 할 서류 및 업무가 많아 초반에는 환자가 적어도 정신이 없다. 신규 치과 세팅을 여러 번 해 본 베테랑 실장이라면 척척 해내겠지만 그렇지 않다면 모두 처음 해 보는 업무이기 때문에 어렵게 느껴질 것이다. 원장님과 호흡도 맞춰 가야 하고, 시스템도 만들어야 하기에 시행착오를 겪기도 한다.

★TIP. 구강검진기관신청

1. 국가건강검진 사이버연수원 교육 이수 후 수료증 발급(원장님)
2. 검진기관 지정 신청서와 구비서류를 첨부해 공단에 제출
   - 검진인력, 시설 및 장비현황
   - 검진인력 자격(치과의사 면허증)과 채용관계 증명서류
   - 건강검진 교육수료증
3. 서류 제출 후 공단 담당자가 치과 방문 후 확인, 약 10일 이내 보건소에 지정서를 교부
   * 상기 지정신청서와 구비서류 첨부는 건강관리포털시스템
     회원가입 및 공동인증서 로그인 후 검진기관관리 → 검진기관지정신청 메뉴에서 입
     력 및 서류 업로드 가능

　

요즘에는 신규 치과여도 복지가 좋은 곳이 많다. 그러나 내가 7년
차에 신규 치과 실장을 할 때는 월차 1회, 야간 8회 매일 같이 수당도
없는 오버타임 진료를 했다. 열악했던 복지였지만 내가 노력한 만큼 치
과가 나아지는 게 보인다면 원장님도 알아주실 거고 병원의 복지도 좋
아질 거라고, 생각하며 힘을 낼 수 있었다. 힘들었던 만큼 많은 배움이
있었고, 힘들었던 만큼 단단히 무장이 되어 한 단계 더 나아가는 것에
기여해 갔다.

경험의 폭이 좁으면 그 사람은 그 경험에서 벗어나는 것이 어렵다고
한다. 새로운 경험들은 확장되는 경험에 맞춰 선택의 순간을 마주하게
되고, 이처럼 확장되는 경험들은 기존의 경험으로 어느 정도 기반하여
이루어진다. 아는 만큼 보인다는 말처럼 앞으로의 삶도 내가 도전하고
경험을 쌓아 온 만큼 그 선택의 폭이 넓어질 것이다.

환자의 전신질환 및
약 복용 체크의 중요성

치과에는 어린아이부터 어르신까지 다양한 연령의 환자가 내원한다. 그렇다 보니 건강한 나이대의 젊은 환자도 항생제나 소염제 등에 알러지 반응을 일으키기도 한다. 환자의 건강 상태와 복용하는 약에 따라 치과 진료 시 영향을 줄 수 있기에 응급상황이 발생하지 않도록 내원하는 모든 환자의 건강 상태와 복용을 확인하는 일은 무척이나 중요하다.

치과에서 전신질환을 확인할 때 가장 많이 나타나는 질환들은 고혈압, 당뇨, 골다공증, 심장병 그리고 간염 등이다. 이 질환들은 외과적인 진료를 하게 되었을 때 문제가 발생할 수 있어서 특히 잘 알아 둬야 한다. 발치나 임플란트 등의 치료할 때 제대로 확인하지 않으면 다양한 문제가 발생할 수 있다.

▎고혈압 환자

고혈압은 가장 흔하게 접할 수 있는 질환 중 하나이다. 혈압은 일정 수치 조절이 잘 된다면 치과 치료 시 별다른 문제는 없다. 그러나 혈액순환제를 같이 복용하는 경우 말 그대로 혈액순환을 위해 복용하는 약으로 지혈을 방해하게 되어 외과적 진료 시 문제가 발생할 수 있다.

초보 실장 시절, 복용약 체크를 미리 하지 못해 예약 내원 시에 확인이 되어 환자의 예약을 미뤄야 하는 일이 있었다. 환자의 소중한 시간과 진료 시간을 동시에 날리는 안타까운 상황이 발생한다.

외과적 진료를 여러 번 받아 본 환자분들은 자체적으로 혈액순환제를 중단하고 오기도 한다. 그러나 대다수는 미리 말씀드리지 않을 경우 특별히 인지하지 못한다. 데스크에서 5일가량은 약을 중단할 것을 꼭 말씀드려야 한다.

▎골다공증 환자

골다공증은 약을 복용하거나 주사를 맞는 경우인데 비스포스포네이트계[17]의 골다공증 오래 복용한 환자는 골수염이 발생할 확률이 높아 주의해야 한다. 특히 발치나 수술을 진행하게 되었을 때 0.04% 확률로 골 괴사가 올 수 있다. 0.04%는 낮은 확률이지만 자신에게 그런 일이 발생한다면 100%가 되는 것이다. 심한 경우 턱뼈의 일부가 완전 녹아 버리는 경우도 있어 발치 및 임플란트 수술을 생각하고 있는 환자분에

---

17 골밀도 소실을 막는 데에 쓰이는 약물의 한 종류.

게는 외과적 치료가 끝난 후에 복용하도록 안내했다.

만약 비스포스포네이트계의 골다공증 약을 오랜 기간 복용한 경우라면 당장은 발치나 수술이 불가능하기 때문에 복용한 기간만큼 휴약기를 가진 후 치료해야 한다.

▌당뇨병 환자

당뇨병은 혈압과 마찬가지로 수치 조절이 잘 되고 있는지가 중요하지만, 치과 진료 시 신경 써야 하는 부분이 좀 더 많다. 면연력이 낮고 감염에 취약하며 입안의 포도당 수치도 높아서 무엇보다 구강 관리가 중요하다.

환자에게 설명할 때 "환자분, 당이 있어서 외과적 치과 치료를 받으려면 수치 조절을 잘 해 주셔야 돼요"라고 하기보다는 구강 관리를 위한 TBI교육을 해 드리거나 스케일링이나 잇몸 관리를 잘 받을 수 있도록 정기 예약도 신경 써 주는 것이 필요하다.

오전에 진료하는 것이 컨디션 조절에 더 좋은 부분들도 확인해서 예약을 돕는 것이 좋다. 수술이나 발치가 필요할 시 수치가 200 이하로 유지되는지를 체크하는 것이 중요한데, 조절이 어려운 경우 외과진료 시 의식 장애를 동반한 저혈당이 발생할 수 있다. 수치가 높은 환자는 수술을 바로 하지 않고, 2주간 식이조절과 운동을 병행한다. 그다음 수치가 떨어진 것이 확인되면 수술을 진행하기도 했다.

내과에서 측정 후 서류 발급 시간을 최소화하고 싶다면 치과에서 당 측정 기계를 구매하여 측정해 줄 수도 있다. 당 측정 기계는 별도의 신고사항이 필요없으며, 보험청구도 가능해 활용도가 높다.

▌심장질환 환자

심장질환을 앓고 있을 시에는 혈액응고를 지연시키는 쿠마린, 와파린 등을 복용하게 된다. 그런데 치과 외과적 시술 시라도 환자의 몸 상태에 따라서 약 복용을 중단하면 안 되는 경우가 있다. 이런 경우 무턱대고 중단하고 오라고 하면 안 된다. 반드시 진료의뢰서를 발급하여 담당 내과 주치의에게 환자분의 상태를 확인받아야 하고, 일반 치과에서 진료가 어려운 경우에는 상급병원으로 의뢰하기도 한다.

▌간염 환자

간염 환자는 치통으로 급성 내원한 경우가 아니라면 항생제 또는 소염진통제를 복용하도록 하여 통증부터 완화시킨 후에 간 기능이 개선되면 치료를 계획하는 것이 안전하다. 또한 간염 환자는 Tetracycline (테트라싸이클린), Aspirin(아스피린), Meperidine(메페리딘) 등 피해야 하거나 조절해야 하는 약들이 있기 때문에 약 처방 시에도 꼼꼼히 체크해야 한다.

특히 '이차적 감염 발생'을 신경 써야 한다. 다른 환자와의 교차감염이 되지 않기 위해 체크하는 것이다. 그런데 간염 환자들은 본인이 간염환자라는 사실을 밝히지 않는 경우가 종종 있다. 간염 환자는 일반인보다 감염에 더 취약하다. 그렇기에 다른 환자의 교차감염이 아닌 간염환자를 위해 소독 멸균 관리한다는 걸 알린다면 자신을 보호하기 위해 그렇다는 걸 알게 될 것이고, 치과에 질환에 대해 쉽게 밝힐 수 있을 것이다.

실제로 일했던 치과에서 간염 환자를 위한 안내문을 데스크에 부착했었고, 신환 간염 환자분이 다른 간염질환의 환자를 소개해 준 적도 있다. 단순히 전신질환 종류만 아는 것이 아닌 환자를 위한 방법까지 같이 안다면 환자와 의료종사자도 안심할 수 있고, 환자도 만족해 할 수 있다.

환자의 건강상태는 시시각각 변할 수 있다. 몇 달 전까지 괜찮았던 환자도 어느 날 갑자기 건강이 나빠지기도 하고, 복용하던 약이 변경되거나 약 복용을 중단하는 등의 상황도 발생할 수 있다. 신환의 전신질환을 확인하는 것도 중요하지만 구환의 전신질환도 지속적으로 하지 않는다면 외과 진료 시 문제가 발생할 수 있다. 최소 6개월 마다 건강 상태를 확인하여 차트에 기록해야 한다. 환자 상황에 따른 주의할 점들을 잘 알아 둔다면 응대 시에도 보다 전문가다운 면모를 발휘할 수 있다.

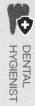

(제5장)

치과 생활,

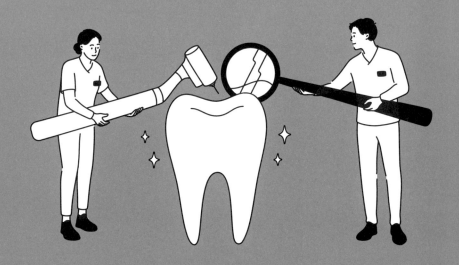

**이렇게 하면
중간 이상 간다**

미리 들여다본
치과의 조직도

조직도는 체계가 갖춰진 단체의 직위 상하관계, 부서별 구성 내용 등의 구조를 한눈에 살펴볼 수 있는 그림이다. 겉보기에는 한 장의 그림일 뿐이지만 병원의 효율적인 경영과 체계적인 관리를 위한 많은 내용이 담겨 있다. 조직도를 통해 대략적인 조직에서의 위치나 직무에 따른 역할을 파악할 수 있다.

만약 제대로 된 조직도가 없다면 체계 시스템은 혼란을 빚는다. 원장님이 업무 지시를 했음에도 직원들이 몰랐다 하거나, 환자 클레임이 발생한 사실을 원장님은 뒤늦게 알게 되는 경우이다. 이런 일들이 생기는 이유는 명확하지 않은 관리체계와 보고체계 때문일 가능성이 높다.

과거에 진료실 직원의 업무적인 문제를 보고받은 적이 있다. 팀장님

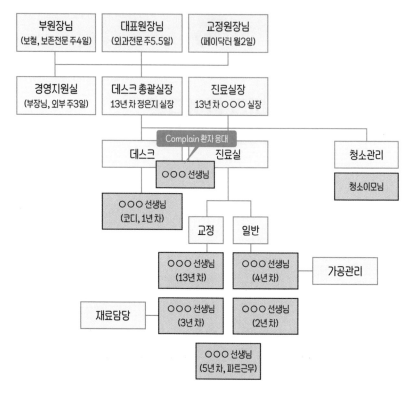

표 1. 조직도와 역할 분담

에게 그 사항과 관련하여 해당 진료실 선생님과 면담을 해 줄 것을 요청했다. 그런데 시간이 흘러 똑같은 문제로 보고가 들어오자 팀장에게 물어보았다. 지난번에 어떤 대화를 나누었었냐고. 그런데 알고 보니 본인 선에서 어떻게 할지 결정하지 못해 면담 종료 후에도 총괄실장에게 피드백을 하지 않았다. 그 결과 해결책을 찾을 겨를도 없이 같은 문제가 되풀이되었다.

또 다른 치과에 실장님은 진료실 직원에게 직접적으로 실수한 부분에 대해 직접 전달하면 실장을 더 어려워하고 힘들어할 것 같아 팀장에게 전달해 달라고 했다. 그렇게 계속 팀장이 대신해서 전달했고, 몇 개월이 지난 후 진료실 직원은 실장님 때문에 치과 다니기 힘들다고 했다고 한다. 그 실장님은 팀장이 어떤 말로 전달했는지 그리고 직원은 어떻게 반응했는지에 묻지 않았고 팀장도 실장에게 전달하지 않은 것이다. 그땐 실장도 잘 말했겠거니 생각하고 넘겼던 것이다.

위의 사례는 관리체계 및 보고체계를 명확하게 하지 않아 발생한 의사소통 문제다. 이때 조직도를 살펴보면 그것이 시스템 문제인지, 사람의 문제인지 구분할 수 있고, 시스템의 문제일 경우 병원 특성에 따라 조직도를 재설계하기도 한다. 사람의 문제라면 조직구조를 바꾸는 게 아니라 교육 훈련을 통해 같은 문제가 두 번 발생하지 않도록 해야 한다.

조직도를 분석해 보고 현재 담당하고 있는 역할보다 더 잘 해낼 것으로 기대되는 업무가 있다면 새로운 일을 맡겨 볼 수도 있다.

역할 분담의 중요성

오전 9시에 출근해서 데스크 준비를 하고, 진료 시간까지 시간이 남으면 포를 개거나 기구정리를 한다. 진료 중간에 데스크를 보다가 기구가 쌓이면 기구를 세척하고 전화가 오면 고무장갑을 벗어 던진 채 데스크로 달려간다. 상황이 이렇다 보니 어느 순간부터 나만 바빠지고 내가 해야 할 일을 하지 않은 건 아닌지 눈치까지 보기 시작했다.

처음부터 그랬던 것은 아니다. 진료실에서 업무로 힘들어해서 도와주기 시작한 것이었다. 그렇게 도와주면서부터 기구 세척, 정리, 분리수거 등의 업무는 실장의 업무가 되어 버렸고, 환자가 없는 상황에서도 나 혼자 기구정리를 하고 있었다. 그렇게 도와주던 일들은 자연스럽게 나의 업무가 되어 있었다. 데스크 업무의 집중도가 떨어지고 스트레스가 쌓여 갔다.

정신적인 피로도가 높아지자 내가 기구를 세척하는 동안 그 누구도 데스크에서 울리는 전화를 받지 않을 때 짜증을 내게 되었다. "선생님, 저 기구 씻는 거 안 보여요? 전화 좀 받아요"

진료실이 바쁜 상황에서는 충분히 도와줄 수 있는 일이지만 진료실은 손이 남는데도 아무도 하지 않는 건 분명 잘못된 일이다. 만약 진료실 직원 한 명만 똑같이 진료업무를 하면서 다른 잔업의 업무들을 혼자서만 도맡아야 한다면 그것 또한 분담이 제대로 되지 않은 것이다. 업무의 집중도가 떨어질 수 있고, 최악의 상황에서는 힘들어하는 직원은 퇴사하는 상황까지 갈 수도 있다.

역할 분담을 명확하게 하기 위해서는 출근하면서부터 퇴근할 때까지의 하는 업무들을 나열해 본다. 나열한 업무를 각 업무별로 분류해서 순서를 기록하면 매뉴얼이 완성된다. 시간별로 업무가 정해지고 진료

〈정은지 실장 업무〉

• 메인업무
1. 데스크총괄 업무 (정은호선생과 업무 분담 정리)
2. 환자관리(vip환자 및 컴플레인 분석 및 대비)
3. 내부마케팅 기획
4. 보험청구 및 개선방향
5. 데스크 응대 수칙 준수 여부 체크 및 개선

• 원장님 보고
1. 상담특이점 2. 컴플레인 환자 3. 매출 4. VIP환자 5. 일정이상 할인율 적용 시 원장님 선 보고 후 처리

체크시기		일일업무	참고/변경
오전	환자관리	① 오늘의 환자 확인 및 브리핑 - 전신질환 / 기타 특이사항 - VIP환자 체크 - 오늘의 확정 수납건 확인 ② 상담: 상담 후 치료 계획서 작성	
	진료준비	오늘의 진료준비 및 특이사항 최실장과 확인	
	시스템관리	① 전날 미 내원환자 체크 ② 수술환자 및 수면 환자분 미리 체크 ③ 전날 수술 또는 수면환자 해피콜 ④ 예약 내역 누락 부분 확인	
오후	환자관리	① 누락 청구 확인 ② 누락 차팅 확인 ③ 누락 환자 관리 ④ 컴플레인 환자 관리 ⑤ 상담: 상담 후 치료 계획서 작성	
	시스템관리	① 자동차 보험 서류 관리(처리할 서류 있을 시) ② 재료신고 및 건강보험 틀니, 임플란트 장부 관리 ③ 환자 후기 매뉴얼 만들기(후기 있을 시) ④ 수납확인 및 수납 정리 및 보고 ⑤ 사보험 서류 관리 ⑥ 필요 시 자료 만들기	
매달 한 번	매출 및 관리 보고	① 월말정산: 1개월 치 보험 전체 확인 및 매출 보고 ② 동의율: 월 신환/구환 상담진행 보고 ③ 이달의 안건: 컴플레인 사항 보고 ④ 각 층 원장님들과 부장님 일정 관리	
	직원 미팅	직원 전체 미팅 최실장과 번갈아서 주관	

목표: 7층 매출 2020년 상반기 1억2천 하반기 1억 5천

표 2. 업무분담표

〈코디네이터 선생님 업무〉

• 메인업무
  1. 데스크백업 업무
  2. 환자관리(일반 환자 접수 수납. 주의사항)
  3. 특이사항 환자 발생 시 정은지 실장 보고
  4. vip환자 및 컴플레인 환자 상대 X
  5. 장기 미내원환자 체크 후 보고

• 정은지 실장 보고
  사보험 서류 및 전화 특이사항 등등

체크시기		일일업무	참고/변경
오전	환자관리	① 리콜환자 및 특이환자 등 정실장에게 보고 ② 환자 후기 받기	
	진료준비	예약자 확인. 대기실 정리. 차트 확인	
	시스템관리	① 전날 미 내원환자 체크 및 정기검진 환자 콜 ② 사보험 서류 환자 체크 보고(정실장과 크로스 체크) ③ 전날 수술 및 수면 환자 해피콜	
오후	환자관리	① 다음날 리콜 환자 체크 ② 대기실 정리 ③ 차트 정리 ④ 다음날 예약 수납 확인 ⑤ 미내원 환자 확인 및 정실장 보고 ⑥ 환자 후기 받기	
	시스템관리	대기실 커피, 일회용 칫솔, 티슈 확인, 상담실 정리	
매달 한 번	내부 비품 재고 파악	김부장 보고 후 구매 직원 전체 미팅 최실장과 번갈아서 주관	

표 3. 업무분담표

중간에 재료나 기구를 채우거나 소독, 멸균을 하는 것은 돌아가면서 하는 것으로 하고, 담당자가 진료하고 있으면 다른 사람이 도와주는 것으로 정한다면 한 명의 직원에게 업무가 몰리는 것을 방지할 수 있다.

데스크 업무를 코디네이터 선생님과 같이할 때도 마찬가지로 각자의 업무 역할을 정해 주는 것이 필요하다. 실장이 부재중일 때 백업해야 할 업무 및 보고 해야 할 업무를 정해 주거나 종이 차트를 사용하는 경우 크로스 체크를 하여 누락되지 않도록 확인하는 것이다.

업무가 명확하게 배정되지 않으면 업무의 우선순위를 가려내기 어렵다. 중요한 업무를 집중해서 하지 못하면 성장할 수 없다. 역할 분담은 업무의 책임감을 심어 주고, 각자의 역할을 원활하게 수행할 수 있게 한다. 직원이 유능해지면 병원의 성장도 자연히 따라온다.

이미지 메이킹

치과는 치아치료만 하는 곳일까? 아니다. 현대사회에서는 의료서비스를 제공하는 곳이라고 말해도 이상하지 않다. 고객인 환자들의 요구사항이나 욕구를 파악하여 충족시키려 노력하면서도 질병의 예방, 치료, 관리를 위해 전문 인력에 의해 제공되는 서비스이다. 물론 시설이 좀 별로인 듯 보이고, 불친절하더라도 의사의 실력만을 믿고 치료만 받으러 오는 환자들도 있을 것이다. 하지만 대부분은 기왕이면 다홍치마라고 비슷한 가격이라면 더 나은 곳으로 발길을 돌리게 된다. 우리는 환자가 발길을 돌리지 않도록 나를 계속 찾게 하기 위한 이미지 메이킹을 하는 것이 필요하다. 이때, 무엇이 첫인상을 결정지을까?

신규 환자들은 보통 전화로 먼저 문의를 한 다음 내원하거나, 우선

병원으로 방문한 후 데스크에서 접수한다. 미국의 뇌 과학자 폴 왈렌의 연구에 의하면 우리의 뇌의 편도체를 통해 극히 짧은 순간에 상대방에 대한 호감도와 신뢰도를 평가한다고 한다. 매러비안 차트는 호감도와 신뢰도를 결정짓는 중요 요인으로 시각, 청각, 언어를 꼽았다. 이것을 차례대로 치과에 적용해보면 직원들의 용모, 목소리, 어휘가 된다.

전화는 얼굴을 보며 말을 하는 것이 아니기 때문에 목소리와 말투가 더욱 민감하게 작용한다. 환자가 치과에 첫 방문을 할 때 길이 익숙하지 않아 치과에 전화를 한 상황이라고 가정해 보자. 이때 직원이 길 안내를 대충해주거나 귀찮은 어투로 말한다면 그렇지 않아도 찾아가는 길이 힘든 고객 입장에서는 치과의 이미지도 부정적으로 남을 수밖에 없다.

치과에 내원했다면 청각과 언어에 더해 치과의 분위기, 직원들의 용모와 태도의 정보들까지 눈에 들어온다. 용모로 사람을 평가하라는 것은 아니지만 우리가 식당이나 병원 등을 방문했을 때 직원의 용모가 단정하지 못하다면 '여기 음식도 지저분하게 만드는 거 아니야?' 혹은 '기구 소독은 잘하는 거 맞아?'라는 생각이 들 것이다. 청결한 자기관리가 필요한 이유다. 또한, 환자의 사전 정보를 기억해 두고 "길이 헷갈려서 찾아오시느라 힘드셨죠. 제가 바로 진료 볼 수 있도록 접수 도와드리겠습니다"라고 말한다면 환자의 마음도 헤아려 준다는 느낌을 줄 수 있다.

쉽게 바뀌지 않는 초두현상

집에 보일러 문제가 생겨 교체가 필요했다. 미리 예약을 하였고, 당일이 되어 기사님이 오셨는데 "보일러실 왜 이렇게 만들었지?", "하아 정말 짜증나는 곳이네"와 같은 말을 연발하며 시종일관 불만을 토로했다. 보일러 교체가 고생스러운 일인 건 잘 안다. 하지만 돈을 주고 고용한 업체이고, 조금 더 작업하기 쉬운 환경을 제공하고 싶어 주변도 깨끗하게 정리해 놓고, 음료도 드렸는데 작업하는 내내 혼잣말을 하다가 "오늘 다른 기사 왔으면 못 했을 거예요"라는 말까지 했다.

2시간이 넘도록 이런 말을 들었던 나는 고생하신다는 생각보다는 덩달아 스트레스를 받으며 '아 얼른 끝나고 갔으면 좋겠다'라는 마음만 가득했다. 다음에 같은 문제로 업체를 부를 일이 생긴다면 이 기사님은 피할 것이다.

이처럼 초두현상이란 먼저 제시된 정보가 그 후에 들어온 정보보다 전반적인 인상현상에 강렬한 영향력을 행사한다는 것을 말한다. 첫 이미지가 좋지 않았기 때문에 다음에도 그럴 것이라는 생각을 심어주는 거다. 반대로 긍정적인 말을 먼저 들었다면 더 호의적으로 느껴질 수 있다. 치과에서 만난 직원이 친절하고 전문적이라는 느낌을 주게 된다면 그 느낌대로 치과에 대한 기억을 하게 된다. 처음의 경험은 생각보다 막강한 힘을 가지고 있기 때문이다. 그래서 처음 보게 되고 처음 듣게 되는 것에 신경을 쓰고 좋은 인상을 남기기 위해 노력하는 것이 필요하다.

호감형 첫인상을 위해서는

첫 번째는 인사하기다. 인사는 가장 기본적인 예절이다. 사회생활에서 자신의 이미지를 각인시킬 수 있는 가장 간단하면서도 강력한 방법이기에 호감을 불러일으키기 좋은 수단이다.

두 번째는 밝은 표정과 미소이다. 웃는 얼굴에 침 못 뱉는다는 속담도 있지 않은가? 웃음은 도파민과 엔도르핀을 분비시켜 행복과 즐거움을 느끼게도 한다. 우리가 치과에서 일할 때도 직원이 불평불만만 계속한다면 똑같이 기분이 나빠지는 경험을 해 본 적이 있을 것이다. 그와 반대로 잘 웃는 연예인이나 방긋방긋 웃는 아기의 얼굴을 보면 똑같이 기분이 좋아지지 않는가. 그런 것처럼 밝은 미소는 상대방에게 긍정적인 영향을 줄 수 있다.

세 번째는 단정하고 깔끔한 옷차림이다. 첫인상을 결정짓는 요인 중하나가 용모라고 앞서 언급도 했었지만, 사람의 정보전달은 시각을 통한 정보가 55% 정도로 매우 높다. 레몬이라는 글자의 정보를 듣는 것과 레몬이라는 그림을 보며 정보를 듣는 것에 차이가 크다는 것을 느낄 것이다. 레몬이라는 그림을 보는 순간 우리는 입안에 자연스럽게 침이 돌 것이다. 이처럼 이미지로 오는 정보는 더 확실하게 각인시킬 수 있다. 이미지 메이킹은 사회생활에서도 개인 인간관계에서도 관련이 있기에 살아가면서 필요한 요소라고 볼 수 있다. 그리고 사회 구성원에게 요구되는 능력 중 하나라고 봐도 과언이 아닐 것이다.

취업 면접,
제발 준비 없이 가지마

"안녕하세요. 기존에 저희 치과 내원하신 적 있으신가요?"

"아, 저 면접 보러 왔는데요?"

환자인 줄 알았는데 면접자였다니! 그는 딱 붙는 바지에 두툼한 패딩을 입고, 양손은 주머니에 찔러 넣은 채 들어왔다. 머리도 단정하지 못했다. 사람을 겉모습만으로 판단하면 안 되지만 면접의 기본자세라는 게 있지 않은가. 이렇게 준비 없이 온 선생님은 일할 때도 대충 대충할 거라는 선입견이 생긴다. 그렇다 보니 인력이 굉장히 급하게 필요한 상황이 아니라면 자연스레 '보류 대상'이 된다. 첫 인상은 꽤 많은 부분을 판단하는 기준이 되기도 하니 단정한 복장은 필수이다.

그다음으로 해야 할 것은 자기소개서 준비다. 신입이라면 대학 시절의 봉사활동 경험이나 치과 아르바이트 경험 혹은 관심 있는 진료 항목이나 기억나는 경험을 토대로 작성하도록 한다. 이때 중요한 것은 이야기에서 그치는 것이 아닌, 그 경험을 통해 배운 점이나 느낀 점도 함께 적는 것이다.

예를 들어 "저는 임상실습을 나갔을 때 치주과가 가장 잘 맞았습니다"라고만 적는다면 단순한 경험의 나열밖에 되지 않는다. 그런데 어떤 부분이 잘 맞았는지, 그 경험을 통해 무엇을 느꼈는지 등의 이야기를 풀어나가야 한다. 만약 워드 자격증을 취득했다 하더라도 '워드프로세스 2급'만 적는 것이 아니라 어떤 작업을 할 수 있는지를 간략하게 정리하여 보여 주는 것이 필요하다.

이력서는 자신을 표현하는 제2의 얼굴이다. 증명사진을 삽입하는 칸에 셀카 형태의 사진을 올리거나, 단순 나열식으로 ○○대학교 졸업, ○○자격증 취득 정도로만 적어서는 나의 가치를 알릴 수 없다. 포부, 일하고 싶은 형태, 갖고 있는 꿈과 함께 입사하고자 하는 치과에 '나'라는 존재가 어떻게 도움이 될지도 덧붙여 주는 것이 좋다.

서류에 합격하였다면 최종 단계인 면접이 남게 된다. 면접만큼은 사전에 준비를 해 가는 것이 좋다. 면접을 보게 될 치과에 대한 정보도 홈페이지나 블로그에서 미리 서치해 보고, 원장님은 총 몇 분이며, 어떤 진료를 주력으로 하는지에 대해서도 확인해 보는 것이 중요하다. 단골 면접 질문 중 하나가 "우리 치과의 어떤 점 때문에 지원하셨나요?"이다.

예상 질문을 확인했다면 나만의 답을 만들어서 연습해야 한다. 연습을 여러 번 하게 되면 실제 면접에서 긴장하는 한이 있어도 대답을 잘할 수 있다. 신입의 긴장감은 대체적으로 귀엽게 봐 주니 너무 걱정하지 않아도 된다. 대신 면접자와 눈을 잘 마주치고, 말끝을 흐리지는 않는 것이 좋다. 그렇지 않으면 자칫 자신감이 없어 보이기 때문에 치과에 잘 적응할 수 있을지에 대한 걱정을 줄 수 있다. 이제 모든 것이 준비되었다면 마지막으로 미소를 장착하자. 거울 뉴런(Mirror Neuron)이라고 다른 사람의 행동을 거울처럼 반영한다는 말인데, 쉽게 예를 들면 한 사람이 하품하면 주변에 사람도 전염되듯 하품하는 행동을 말한다. 거울 뉴런은 신경계를 구성하는 기본 단위로 신체의 한 부분에서 다른 부위로 신경 신호를 전달하는 것이다. 영화를 볼 때 주인공이 울거나 슬퍼하면 나도 슬퍼하는 공감 능력 말이다. 그러니 면접 때 밝은 얼굴로 미소 짓는다면 상대방도 상호 작용에 따라 미소 짓게 되고, 기분이 좋아지는 효과까지 얻을 수 있다.

마지막으로 병원의 근로 조건을 확인하자. 너무 따지듯 묻거나 하지말고 "혹시 제가 알아야 할 치과 복지나 연차 등이 있을 까요?"라고 물을 것을 권한다. 이런 부분을 면접 시 확인하지 못하고 출근하면 나중에 후회하는 일도 생길 수 있다. 월차, 휴가, 복지, 급여 등 내가 당연히 알아야 하고 누려야 할 권리이다. 나의 권리도 잘 챙기면서 똑 부러지는 면접으로 좋은 결과가 있기를 바란다.

직장생활 의사소통의
중요성

"나 이 돈 못 내!"

레진치료를 받은 환자분께 수납을 말씀드렸는데 돈을 낼 수 없다며 소리쳤다.

"나는 레진치료 한다는 소리는 들은 적이 없어! 보험으로 치료한 줄 알았더니 얼마를 내라고?"

무슨 영문인지 알 수가 없어 진료실 선생님에게 확인했다. 사건의 발단은 환자분의 진료는 정해진 게 없어서 Tx(treatment)로 적혀 있었고, 예약 시간 직전에 내가 화장실에 간 사이에 환자가 온 것이었다. 선생님들은 기존 병원이 레진치료를 많이 하던 곳이라 레진을 준비해 놨고, '원장님이 설명하시겠지?'라고 생각했다고 한다. 그러나 원장님께서는 레진이 준비되어 있으니 당연히 상담이 들어갔다고 생각하시고는 레진으로 치료를 진행하셨다. 나 역시 레진으로 치료하고 있으니 진료실 안에서 '원장님이 상담하셨구나' 생각해서 묻지 않았다. 어이없는 상황을 이해해 주는 환자였다면 죄송하다는 말씀드리고 비용수납을 했을 수도 있겠지만, "아무 설명 없이 들어간 치료는 수납할 수 없는데요?"라고 말씀하시는 환자분에게 레진 비용을 받을 수는 없었다. 단 한 명이라도 물어보거나 확인하려고 했었다면 이런 사태는 예방할 수 있었을 것이다.

추측하면 안 된다

직장에서 일할 때 나 혼자 단독으로만 시작해서 끝나는 일은 거의 없다. 각자의 포지션에서 업무의 연결고리들이 있기에 직장에서의 소통은 정말 중요하다. 이때, 업무 사항을 전달하고 나서 '내가 한 말을 제대로 들었겠지?', '내가 한 말을 이해했겠지?' 하고 의문은 들지만, 그냥 넘어가 버리면 문제가 발생하기 쉽다. 결과적으로는 구성원이 각자의 일을 제대로 수행할 수 없는 형태가 된다. 치과도 마찬가지다. 데스크와 진료실은 계속 소통해야지만 발생할 수 있는 문제들을 최소화할 수 있다. 그렇기에 일할 때 섣불리 추측해서 단정 지으면 안 된다.

정확하게 전달해야 한다

의사소통할 땐 정확하게 전달하는 것도 중요하다. 의사소통의 원래 뜻은 '상호 공통점을 나누어 갖는다.'로 라틴어 'communis(공통, 공유)'에서 나온 말이다. 두 사람 또는 그 이상의 사람들 사이에서 일어나는 의사의 전달과 상호교류가 이루어진다는 뜻으로 정보, 의견 등을 상대방에게 전달하고 상대방이 그것을 정확하게 받아들이는 과정을 의미한다. 그런데 이런 의사소통과정에서 내가 제대로 전달하지 않았다면 추측했을 때와 마찬가지로 문제가 발생할 수 있다.

+ + +

외과 발치를 많이 하던 치과에서 근무하던 중 일어났던 일이다. 위층에서 근무하던 팀장이 내려와 다급히 말했다.

"환자분이 과산화수소를 마셔서 내과로 모셔야 하는데 어떤 병원으로 가야 할지 모르겠어요."

환자가 과산화수소를 마시다니 이게 무슨 일인가? 내가 재직했던 치과는 사랑니 발치를 많이 하던 곳이었는데, 발치 전 염증예방을 위해 항생제를 복용시켰다. 많은 환자를 발치하기 때문에 미리 물컵에 물을 따라 놓고 한곳에 모아 둔 후 환자분을 앉히면 항생제와 물컵을 드렸다. 그런데 한 직원이 종이컵에 과산화수소를 담아 놓고 혈액을 닦으려다 원장님의 호출에 그대로 컵을 체어에 두고 황급히 이동해 버렸다. 그 직원은 컵에 있는 액체가 과산화수소라고 적어 놓지도, 다른 직원에게 전달하지도 않고 자리를 떠났다. 전달의 누락으로 인해 환자를 앉힌 담당 어시스트 선생님은 항생제와 물컵을 드리게 되었다. 그런데 여기서 추측으로 인한 문제가 같이 발생했다.

환자분은 물을 마시려다 냄새가 이상해서 냄새가 이상하다고 말했고 직원은 "물이니 괜찮으세요"라고 답변했다. 환자분은 한 모금을 마셨고 다시 "물맛이 이상한데요?"라고 말했지만, 직원은 "물이에요. 괜찮습니다"라고 대답했다. 환자분은 다시 한번 과산화수소를 한 모금 먹고 너무 이상하다고 재차 말하자 그제야 확인하여 과산화수소인 것을 파악하게 되었다.

평소라면 물인 게 당연하지만, 환자분이 이상함을 호소했다면 '물인데 무슨 문제 있겠어?'라고 혼자 추측하여 판단하지 말고 바로 확인했어야 한다. 일반적인 회사에서 계약 건에 관련된 내용이 전달이 제대로 안 되어도 큰 문제가 발생하겠지만 병원이라는 곳은 환자의 건강 문제와 직결되기 때문에 한시라도 긴장을 놓아서는 안 된다.

잘 듣고 한 번 더 확인하기

일반적으로 '의사소통을 잘하는 게 뭘까?' 생각한다면 말을 잘하는 거라고 생각할 수 있다. 말을 잘하는 것도 중요하지만, 다년간의 환자 상담 경험을 토대로 보았을 때 잘 듣는 것의 힘은 굉장히 크다. 상대가 하는 말을 경청만 하라는 뜻은 아니다. 상대방이 하는 말 속에 숨은 의도를 잘 파악하라는 것이다.

원장님이 환자의 임시치아를 위한 모델 인상뜨고 석고를 2번 부어 달라고 오더를 내렸다면 "하나는 원장님이 보관하시나요?"라고 여쭤볼 수 있다. 일반적으로 임시치아를 위한 석고는 정말 못 나오지 않는 이상 한번 붓고 보내기 때문에 두 번 부어 달라는 말은 하나는 원장님이 확인용으로 갖고 계시겠다는 의미로 전달한 것이다. 이런 의미를 처음부터 파악하기 힘들다면 "두 개 다 기공소로 보낼까요?"라는 확인의 질문은 꼭 필요하다. 업무의 소통하다가 의도 확인이 명확하지 않다면, 꼭 다시 묻고 확인해야 한다.

환자와의 상담에서도 환자의 말을 잘 듣고 재차 확인하는 것은 필요하다. 환자와 임플란트 치료에 관해 상담할 때 아프진 않은지, 수술 후 힘들진 않은지, 임플란트가 나중에 문제 생기는 것은 아닌지, 내 지인은 수술 후 이랬다더라 하는 질문들을 할 때 '예민하신 분인가?'라고 생각이 들 수도 있을 것이다. 하지만 환자의 표정, 말투 등으로 유추할 수 있는 분위기를 읽을 줄 안다면 '수술에 대한 걱정이 많은 상태'라는 것을 알 수 있다. 환자의 질문에 의도 파악이 되었다면, 임플란트의 안정성과 환자분 케이스의 통증 정도, 원장님의 실력 등을 언급하며 환자분의 걱정스런 마음을 안심시키는 것이 필요하다.

"전에 발치 했을 때 어떠셨어요? 발치하는 것보다 훨씬 안 아파요."

"긴장을 너무 하셔서 수술한 부위는 안 아픈데 몸살이 오신 분도 계세요. 그러니 마음 편히 가지세요."

추가로 궁금한 건 더 없는지, 문의가 생기면 언제든 물어보셔도 된다고 말씀드리며 수술 약속을 정했다면 "언제 몇 시로 어떤 수술로 예약되셨고, 제가 수술 며칠 전 일정 확인 전화드리도록 할게요. 저희 원장님 정말 수술 잘하시니까 너무 걱정 안 하셔도 돼요"라는 말로 환자를 안심시키면서 일정을 한 번 더 확인하도록 한다. 우리는 소통을 할 때 상대방의 의도를 잘 파악하기 위해 마음의 청력도 열어 놓아야 한다.

시작만큼 중요한
퇴사

"퇴사하겠습니다."

"저 오늘까지만 근무할게요."

패기 넘쳤던 20대, 순간 불의를 참지 못하거나 병원이 마음에 들지 않으면 퇴직 의사를 밝히곤 했었다. 그때는 앞뒤 생각하지 않고 감정적으로만 대처했었다. 이직할 곳을 구해 놓고 퇴사했던 것도 아니어서 생계가 막막해지기도 했고, 후임이 구해질 때까지 불편한 채로 시간을 보내기도 했다. 퇴사 전후에 내가 마땅히 해야 할 의무나 받아야 할 권리를 알려 주는 선배가 있었다면 좀 더 나은 선택을 하지 않았을까?

나의 권리에 대해 아는 것도 부족했기 때문에 수습 기간에 병원이 마음에 들지 않아 관뒀을 때 주휴 수당을 받지 못하기도 했다. 수습 기간에 퇴사해서 주지 못한다고 했다. 그때는 잘 알지 못해서 괜히 억울했지만 요구하지도 못했다. 주휴 수당은 수습 기간과 상관없이 1주 동안 규정된 근무 일수를 다 채우면 근로자에게 유급 주휴일을 지급하는 것인데 말이다. 제대로 알지 못해 나의 권리를 챙기지 못하고 퇴사하게 된 것은 여전히 아쉽다. 혹시라도 퇴사를 고민하고 있다면 본인에게 주어지는 연차나 퇴직금 등이 어떻게 되는지 잘 생각해 봐야 한다.

병원급 치과에서 근무할 때 직원이 많은 만큼 퇴사를 하겠다는 직원도 많았다. 대부분 사회생활을 갓 시작한 저연차 선생님들이었다. 나도 감정에 퇴사를 결정하고 나의 권리를 챙기지 못한 경험이 있었기에 선생님들은 그렇지 않길 바라는 마음으로 이렇게 말했다.

"선생님이 다른 곳을 가고 싶어 그만두는 것은 괜찮아요. 그런데 아직 청년내일채움공제[1]에 묶여 있고, 재직한 지 1년이 안 되었기 때문에 퇴직금도 받을 수 없어요. 그리고 1년 미만의 경력은 이직 시에도 좋진 않아요. 그러니 잘 생각해 보고 다시 말해 줄래요?"

나의 말을 들은 선생님들은 대부분 퇴사하지 않았다. 그저 붙잡기만 하는 것보다 그만두게 되었을 때, 놓치게 될 수도 있는 권리를 알려 준다면 순간의 감정으로 퇴사하는 직원을 줄일 수 있을 것이다.

퇴사를 하게 되더라도 마무리를 잘 짓고 떠나는 것이 필요하다. 갑

---

1 중소기업에 정규직으로 취업한 청년들의 자산 형성을 지원하는 청년취업지원 사업. 미취업 청년의 중소기업 등으로의 정규직 일자리 취업 촉진 및 장기근속 유도를 목적으로 하며, 나아가 대기업과 중소기업의 임금격차 완화에 기여한다.

자기 그만두게 되면 병원은 일손이 부족하게 되고, 새로운 직원이 구해질 때까지는 다른 직원들이 업무 부담을 안게 되어 진료에도 지장을 줄 수 있다. 병원에서도 갑자기 퇴사하는 직원을 좋게 생각할 리 없다. 치과계는 생각보다 좁다. 원장님들끼리 서로 아는 경우도 많고 나 또한 각 치과에 근무하고 있는 동기나 지인들이 많다.

하루는 파트타임으로 근무 중이던 직원이 월급을 받은 다음 날 말도 없이 나오지 않은 일이 있었다. 전화를 해도 받지 않았다. 이 일을 가까운 동기에게 이야기하고 얼마 지나지 않아 그 직원이 자신이 재직 중인 치과에 면접을 보러 왔다고 했다. 제대로 마무리를 짓지 않고 퇴사를 해 버리면 이직 시에 불리해질 수 있다.

퇴사를 원한다면 퇴사 의사를 밝히는 날로부터 한 달의 기간은 필요하다. 병원에서도 구인 공고를 올려 후임자를 구하고, 전임자와 후임자가 인수인계하는 시간도 가져야 한다.

언젠가 개원한 지 3년 된 치과에 실장으로 입사한 적이 있었다. 내가 두 번째 실장이었다. 기존에 있는 실장보다 늦게 입사했다는 이유 때문인지는 몰라도 원장님의 은근한 차별이 느껴졌다. 가령 "환자분 영수증 드릴까요?"라고 말하면 곧장 불려갔다. "실장님, 환자분한테 영수증 버려드릴까요? 하고 말해야죠."

열심히 적응해 보려는 나에게 가르침이 아닌 다그침만 쏟아졌다. 이후에도 그런 일들은 계속 생겨났고 결국 원장님과 함께 갈 수 없을 것 같다고 판단을 내렸다. 입사한 지 3주쯤 되었을 때다. 하지만 예전과 달라진 점은 바로 퇴사한 게 아니라 사직서를 제출하면서 "여러 이유로 원장님과 계속 같이 일하기가 힘들 거 같습니다. 실장을 새로 구인할 때까지 근무하길 원하시면 그렇게 해드리겠습니다"라고 말씀드려 사직서를 제출하고도 한 달 반을 더 근무했다. 자료를 만들어 인수인계까지 한 다음 좋은 분위기 속에서 퇴사하였다.

내가 힘들게 일했다고 남은 직원이나 후임자를 힘들게 하자는 마음은 버리자. 퇴사를 하더라도 내 의무를 다했다면 내가 없는 자리에서도 인정받을 수 있을 것이다.

퇴사를 했다고 직장과의 인연도 끝날까? 아니다. 근로자는 매년 연말정산[2]을 해야 하는데, 이때 전해 근무했던 곳에서 발급해 주는 원천징수 영수증이 필요하다. 이것을 받기 위해 전직장에 연락해야 하는 일이 생길 수 있다. 좋은 분위기 속에서 퇴사를 했다면 연락하기가 편할 테지만, 반대의 상황이라면 그 과정이 굉장히 힘들 수 있다.

시작이 중요한 것만큼 마지막도 중요하다. 그만둘 때 그만두더라도 인수인계와 마지막까지 책임감을 갖고 일하는 태도는 잊어서는 안 된다.

---

2 급여 소득에서 원천 과세한 일 년 동안의 소득세에 대하여, 다음 연도 초에 넘거나 모자라는 액수를 정산하는 일.

나의 가치를
올리는 방법

치과위생사 5년 차, 첫 실장이 되었을 때 나의 월급은 210만 원이었다. 현재와 비교하면 적은 금액이라 느낄 수도 있지만, 그 당시 2011년도 최저임금 시급이 4,320원이었던 것을 생각하면 나름 괜찮은 수준의 월급이다. 이후 6년 차엔 220만 원, 이직 후 7년 차엔 225만 원과 인센티브로 그렇게 제시받은 월급에 딜을 하거나 협상하는 거 없이 그대로 받아드렸다. 그땐 일에 대한 주인 의식이 굉장히 부족하기도 했다. 업무에 대한 책임감을 가지고 일해야 하는데 내가 해야 하는 업무를 능동적으로 행동하는 거 없이 그냥 흘러가는 데로 일하고 제시하는 데로 월급을 받았다. '내가 치과위생사가 되었다'와 '실장이 되었다'라는 자체만으로도 만족했기 때문에 욕심이나 목표는 없었다. 일이 끝나면 휴식과 여가를 즐기는 것을 더 원했다.

적당한 욕심도 필요해

7년 차에 오픈치과 실장으로 들어가면서 욕심이 생기기 시작했다. 하나부터 열까지 치과의 모든 것을 꾸려야 했고, 직원들도 대부분 저연차의 선생님들이었기 때문에 기본적인 업무들도 가르쳐야 했다. 나의 노력이 치과 곳곳에 닿아 변화가 일어나고, 매출이 상승하는 것을 보며 마음속에 큰 일렁임을 느꼈다. 이는 곧 내가 소속되어 있는 치과에서 벗어난 곳에서도 어떠한 일을 하고 싶다는 마음으로 이어졌다.

다른 치과 데스크에서 업무적인 도움이 필요할 때 아르바이트를 했었는데, 실제 경험한 치과의 모든 업무들을 하나하나 정리하고 공유했다. 그러다 보니 '보험청구 강사를 해보고 싶다'는 또 다른 생각을 낳았고 오늘날의 강사 정은지를 만드는 데 큰 역할을 하였다.

물론 욕심이 지나치면 문제가 될 수도 있다. 지칠 수도 있으며, 생각처럼 결과가 즉각적으로 나오지 않을 때면 스트레스에 시달리기도 한다. 빨리하라고 재촉하는 이 하나 없음에도 스스로 계속 채찍질하며 재촉하곤 했다. 그렇게 앞만 보고 달리다 보니 어느 순간 번아웃이 와서 모든 것을 멈추고 나아가지 못하는 상황을 마주하기도 했다. 하지만 그 상황을 극복하게 한 것도 뭔가를 다시 하고 싶어 하는 욕심이었다. 욕심이 없는 사람은 현재 삶에 만족하기 때문에 더 앞으로 나아가지 않고 안주하게 된다. 적당한 욕심은 인생을 살아가는 데 큰 동기부여가 된다는 걸 느낀 순간이었다.

주인의식을 가져라

'주인의식을 가지고 일해야 한다'는 말이 있다. 이 말을 들었을 때 무릎을 탁 치며 바로 깨닫는 사람은 없을 것이다. '내가 오너가 아닌데? 내가 주인이 아닌데? 평생 다닐 직장도 아닌데?' 하며 자신과는 상관없는 일이라 생각하기 쉽다.

하지만 내가 발전하고 싶고 중간관리자, 경영관리자, 더 나아가서는 나만의 일까지 하고 싶다면 주인의식을 갖고 일하는 것이 필요하다. 나는 좀 늦게 깨닫긴 했지만 실장이 되고 치과를 원장님과 같이 꾸려가게 되면서 점차 그런 마인드를 가지게 되었다. '자리가 사람을 만든다' 말이 있듯이 그 위치에 있으면서 부담감과 책임감을 가지며 임하게 되면서 그에 맞는 사람이 되도록 노력했다. 그런 노력들은 다양한 경험과 업무처리 능력으로 돌아왔다.

거창할 것은 없다. 나에게 주어진 업무를 단순히 지금 해치우고 마는 것으로 생각하지 말고, 나의 경력과 능력을 쌓는 일이라고 생각하면 된다. 진료실 스텝으로 스케일링을 한다 했을 때 원장님의 마음이라면 환자가 스케일링이 만족스럽고, 다음에 또 내원하고 싶고, 주변에 소개해 주고 싶은 좋은 이미지의 병원일 것이다. 그럼 스케일링할 때 초음파 강도가 괜찮은지 확인하고, 환자분의 잇몸 상태에 대해서 같이 설명해 주며 관리 방법도 알려 주면서 한다면 환자 기억에는 친절하고 나를 위해 주는 치과위생사라고 각인될 것이다. 그러면서 환자에게 설명하는 스킬도 늘어날 것이고, 환자는 스케일링할 때마다 나를 찾게 된다.

자연히 유능한 직원으로 인정받게 된다. 치과의 이미지 역시 드높일 수 있다. 주인의식을 갖는다는 것은 내가 소속된 직장만이 아닌 나를 위한 일이기도 하다.

나만의 장점을 찾아라

사람들은 자신의 단점을 내보이는 것을 두려워한다. 그래서 단점을 보완하려 더 많은 에너지를 쓰곤 한다. 좋은 모습만 보여 주고 싶은 것은 사람의 본능일지도 모른다. 단점을 극복하고 보완해서 완벽해지면 좋겠지만, 그보다는 먼저 내가 무엇을 잘하는지 나의 장점이 무엇인지에 더욱 집중해야 한다. 그렇게 찾은 나만의 장점을 더 완벽하게 보완하고 갈고 닦는 것이 필요하다.

다양한 능력치가 있는 것도 좋지만 애매하거나 잘하는 편 정도라면 그 분야의 최고인 사람에게 밀릴 수밖에 없다. 우리가 잘 아는 '정신 상담전문가 오은영', '개통령 강형욱', '요리연구가 백종원' 등은 자신의 분야에서 탑을 찍었다. 강형욱은 좋은 훈련사가 되고 싶어서 매일 80마리 강아지들의 변을 먹으며 연구한 사실은 다들 익히 알고 있을 것이다. 백종원은 〈골목식당〉이란 방송을 할 때 가게 사장님들에게 "악에 받친 노력이 필요한 거예요."라는 말을 했었다. 자신이 좋아하고 나름 한다고 하는 분야도 인정받기 위해서는 엄청난 노력 끝에 빛을 발하는 것이다.

나는 초등학교 때부터 같은 말을 반복적으로 하는 것을 좋아했다. 그것이 자랑하고 싶었던 일이든 전날에 일어나던 일이든 간에 만나는 친구들마다 이야기보따리를 풀어 났다. 친구들은 "너는 어떻게 만나는 사람마다 토시 하나 안 틀리고 계속 이야기를 할 수 있어?"라고 신기해했다. 여기에서 나를 들여다본다면 말하는 것을 좋아하는 사람이고, 같은 이야기를 끊임없이 하는 것에 잘 지치지 않았고, 사람들을 만나 이야기하는 것을 좋아하는 것을 알 수 있다. 치과 일을 시작했을 때도 임상스킬을 익혀야 하는 진료실보다 응대하는 데스크가 더 잘 맞는다고 생각했다. '내가 무엇을 좋아하지?'라는 생각을 계속해나가면서 자신의 장점을 찾아가 보자.

유니폼을 벗는 날까지 공부하라

끝이 없는 것이 공부라고 했다. 나는 공부를 좋아하던 시절도 있었지만 싫어했던 날도 적지 않게 많았다. 하지만 인생에서의 공부는 피할 수 없는 운명이다. 치과 데스크를 보면서도 매년 바뀌는 치과보험 관련 내용들을 파악해야 했고, 변화되는 법정 의무교육이나 환자의 서류를 어떻게 작성하고 보관해야 하는지도 배워야 했다. 부족했던 상담스킬이나 병원 경영업무를 보충하기 위해 세미나를 다녔다.

배운 것을 활용하지 않으면 완전한 내 것이 될 수 없기 때문에 바로 업무에 적용시키려고 노력했다. 면허증을 취득하고 치과위생사가 되었다고 배움이 끝나는 것이 아니다. 치과의 세계도 시시각각 변화하기 때문에 유니폼을 벗는 날까지 새로운 것을 혹은 바뀌어 가는 것을 배우고 임상에 활용해야 한다. 다양한 배움을 경험하다 보면 내가 더 잘하는 업무나 관심 분야도 알게 될 것이고, 나만의 상담스킬, 나만의 임상스킬도 만들며 발전해 나갈 수 있다.

인내심을 가져라

"열심히 하라. 인내심을 가져라. 당신이 누구인지 관계없이 당신은 당신의 경력에 상처를 입을 것이고 부상을 입을 수도 있기에 인내심을 가져야 한다."

메이저 리즈 야구에서 22시즌을 뛰며 통산 303승을 했던 랜디 존슨이 한 말이다. 임상을 잘하는 치과위생사도 상담을 잘하는 치과위생사도 하루아침에 잘하는 사람은 없다. 배움과 반복된 연습 그리고 많은 실전경험이 필요하다. 언젠가 신입 선생님들이 많았던 치과에서 나에게 이런 질문을 했었다.

"치과는 어느 정도 주기로 옮기는 게 좋아요?"

현재 다니고 있는 직장이 잘 맞는다면 오래 다니는 것도 좋지만, 치과마다 시스템, 재료, 원장님 진료방식들이 각각 다르기에 다양한 경험을 원한다면 이직하는 것도 좋다고 말했었다. 그러나 제대로 된 경력을 쌓기 위해서는 한 직장에서 2년 이상은 일할 것을 추천한다. 얼마 되지 않아 이직해 버린다면 어설프게만 알고 끝날 뿐이다.

1년 미만의 경력은 제대로 된 경력으로 인정받기도 어렵고, 치과 입장에서도 자주 옮길 사람이라 생각해 신뢰하기도 힘들다. 때문에 이직을 하더라도 2~3년 터울로 하는 것이 좋다. 이것저것 마음에 들지 않는다고 쉽게 포기해 버린다면 시간만 흘려보낸 것밖에 안 된다. 그건 다양한 경험도 아니며 제대로 된 경력도 쌓이지도 못한다. 100% 내 입맛에 맞고 만족스러운 직장은 없다. 그렇기에 힘들더라도 인내심을 갖고 1년, 2년 이렇게 시간을 들여 열심히 임하다 보면 한층 성장한 나를 발견할 것이다.

어떻게 나를 어필할 것인가?

나의 가치를 올렸다면 그다음에 할 일은 내가 가치 있는 사람이라는 것을 알리는 일이다. '가치'의 사전적 의미는 쓸모, 인간의 욕구 및 관심의 대상이다. 그럼 내가 이 치과에 얼마나 쓸모 있는 사람인지, 이 치과에서 중요한 사람인지를 어필해야 한다.

유튜브에서 공개된 영상에서 마이크로소프트 창업자인 빌 게이츠가 마이크로소프트의 주니어 엔지니어 포지션으로 면접을 보러 왔다고 가정하고 인터뷰 형식의 가상의 면접을 진행했다. 면접관이 질문했다.

"왜 우리가 당신을 뽑아야 하나요?"

빌 게이츠는 이렇게 답했다.

"제가 작성한 코드를 보세요. 보면 아시겠지만 저는 미쳤습니다. 지금까지 제가 들은 모든 과목의 수준을 뛰어넘는 프로그램을 개발했고, 시간이 흐르면서 실력이 점점 더 좋아졌습니다. 제가 얼마나 야망이 있는지 살펴봐 주세요."

운동선수가 경기력으로 증명하듯 화가가 그림으로 증명하듯 가수가 가창력으로 증명하듯 빌 게이츠는 자신이 만들어온 결과물로서 실력을 증명했다. 상대방을 설득시키는 대화에서 스토리텔링은 필요하지만 "저는 스켈일링도 할 수 있고, 10분 만에 싱글 임시치아도 깎을 수 있어요"라는 구구절절한 스토리텔링보다는 결과물로 증명해야 한다. 나의 실력을 결과물로 가장 보여 주기 좋은 것은 포트폴리오다. 자신이 보철 인상을 잘 뜨고 임시치아를 잘 깎는다면 깎는 사진이나 영상을 첨부하고, 내가 상담을 잘했다면 환자 동의율이나 실제 내가 상담하고 나서 매출이 얼마나 올랐는지 말이다.

자신이 하는 업무의 모든 것은 자료화될 수 있고, 이렇게 일했다는 증거가 된다. 단순히 글로만 된 자격증 종류보단 내가 하려고 하는 그 일을 얼마나 잘하는지를 보여 주어야 한다. 자신이 실력이 있는 사람이고 그 실력을 결과물로 나타낼 수 있다면 어디로 가든 당당하게 어필할 수 있을 것이다.

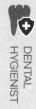

(부록)

- 💡 치과위생사에서 더 넓은 세상을 바라보다
- 💡 전국 치위생(학)과 대학 목록
- 💡 전신질환의 주의할 점과 활용 TIP
- 💡 면접장에서 자주 묻는 질문

💡 치과위생사에서 더 넓은 세상을 바라보다

어떤 계기로 책을 내게 되었나요?

처음부터 책을 쓰겠다는 생각으로 글쓰기를 시작한 건 아니다. 누구나 한 번쯤 생각하는 '언젠가 자서전이나 한번 써 볼까?'라는 생각만 어렴풋이 하다가 병원전문강사 활동을 하게 되면서 나를 알리기 위해 브랜딩이 필요하다는 것을 알았다. 그 방편으로 블로그와 SNS를 시작하게 되었고, 이왕 시작한 거 제대로 글을 써 보면 좋겠다고 생각해 글쓰기 과정을 신청해 듣게 되었다.

내가 신청했던 글쓰기 과정에서는 자신이 쓰고자 하는 글의 방향성을 잡기 위해 컨셉 미팅을 한두 차례 해야 한다고 했었다. 그전까지는 책을 낸다는 생각을 한 번도 해 보지 못했기에 다소 막막하기도 했지만, 강사님과 여러 번의 이야기 끝에 내가 쓰고 싶은 글을 정하게 되었다. 글의 틀을 잡아가고 목차를 하나씩 만들어 가며 글쓰기를 시작하였다.

처음부터 쉽지는 않았다. 그러나 책으로 전달하고자 하는 내용들이 명확했고, 여러 도움을 받았기 때문에 포기하지 않고 쓸 수 있었다. 글을 쓰면서 틀이 점점 잡혀가는 것을 느낄 수 있었고, 자신감이 붙으면서 한 권의 책을 완성할 수 있었다.

책을 한 번 출간하게 되니 글쓰는 것에 대한 두려움은 설렘으로 다가왔고, 작가로서의 도전을 계속하게 되었다.

만약 책을 출간해 보고 싶다면 이를 행동으로 옮기는 용기가 필요하다. 고민만 해서는 달라지는 건 없다. 혼자서 할 용기가 없다면 책 쓰기나 글쓰기 과정 수업을 추천한다. 틀이 없는 상태에서 글을 쓰는 것보다는 도움을 받아 시작하는 것도 좋다. 생각은 많은데 정리되지 않는 것들을 다듬을 수 있고, 하루 이틀 핑계를 대며 미루던 것을 함께함으로써 나아갈 수 있다.

글은 한 번에 완성되지 않는다. 수십 번의 탈고를 거쳐 멋진 글이 탄생한다. 지금 당장 머릿속에 떠다니는 이야기가 있으면 그것을 문자로 옮기고 쓰는 것을 시작해 보자. 어딘가 부족하다고 느껴질지라도 여러 번 읽다 보면 매끄럽게 다듬을 수 있고, 짜임새 있는 글로 변화시켜 나갈 수 있다.

내가 쓰고자 하는 방향성과 비슷한 책을 많이 읽어 보는 것도 많은 도움이 된다. 다른 작가들은 어떤 식으로 글을 쓰는지, 어떻게 풀어나갔는지도 읽어 보면 어지럽던 머릿속도 조금은 더 가지런하게 정리된다. 그러니 책을 쓰고 싶다는 생각이 든다면 더 이상 고민 말고 행동으로 시작하라!

끊임없이 자기계발을 할 수 있었던 동기가 있나요?

같은 일을 계속해서 반복한다는 건 안정감은 받을 수 있을지언정 자칫 나태해질 수도, 삶의 무기력을 느낄 수도 있다. 그렇다고 새로운 일에 도전해 보자니 막막하다. 이럴 때는 어떻게 해야 할까?

나 역시 처음부터 도전하는 것에 익숙하지는 않았다. 그러나 새로운 무언가를 시작한다는 건 지친 마음에 설렘을 주고, 설렘은 새로운 일을 계속할 수 있는 동력이 되었다. 또한 치과에서의 '정은지 실장'이 아닌 정은지라는 이름으로 나만의 일을 한다는 것은 색다른 만족감을 주었다. '이왕 시작한 거 잘 되었으면 좋겠다', '잘 되려면 인지도가 필요하지 않을까? 인지도를 올리려면 뭘 해야 할까?', '그다음은 또 얼마나 성장해 있을까?'라는 생각들이 꼬리를 물면서 자연스럽게 또 다른 계획으로 이어졌다.

목표가 같은 친구들도 큰 힘이 된다. 우리는 주변에 있는 사람들과 환경에 많은 영향을 받는다. 자신을 열정적으로 응원하고, 격려해 주는 친구가 있다는 것만으로도 에너지와 의욕이 충만해짐을 느껴 본 적이 있을 것이다.

반면 옆에서 불만만을 이야기하고, 하기 싫다는 표현만 하는 부정적인 사람과 있다면 감정이 전이되어 에너지가 빠지고, 의욕도 사라진다. 그래서 자기계발을 할 때 자신의 의지와 목표도 중요하지만 서로 격려해 가며 꿈을 키워 갈 수 있는 꿈 친구와 함께할 수 있다면 더 힘차게 나아갈 수 있다.

실패에 대해 관대해지는 것도 필요하다. 나는 은근 허당에 완벽하지도 못하다. 하지만 늘 완벽주의를 지향하고, 스스로 틀을 만들어 조금만 어긋나도 많은 스트레스를 받곤 했다. 섣부른 기대를 하다 상황이 달라지는 일이 생길 때는 낙담하며, 아직 확인되지 않은 이유는 뭔지 계속 생각하며 스스로 힘들게 했다. 이렇게 실패나 좌절을 겪은 후에 스스로 자책하며 나아가지 못하면 의욕만 꺾일 뿐 나아지는 건 없다.

"실패는 치명적인 것이 아니다. 중요한 것은 계속할 수 있는 용기이다."

노벨 문학상 수상자이자 2차 세계대전을 승리로 이끈 윈스턴 처칠의 명언 중 하나로 전쟁의 공포에 떠는 국민에게 연설로 용기와 희망을 불어넣었다. 어떤 상황에서도 긍정의 희망을 품은 자였고, 확고한 '할 수 있다'라는 긍정의 마인드와 꾸준한 노력으로 윈스턴 처칠 스스로를 위대한 영웅으로 만들었다.

동기부여가 잘 되던 사람들도 좌절하고 실패할 때가 있지만 빠르게 털고 일어나 다시 자신의 페이스를 찾는다. 실패한 일일지라도 양분이 될 수 있고, 그 일이 나중에 다른 상황에서는 기회로 만나게 될 수도 있다. 그리고 지금 당장은 위기에 처했더라도 그것이 플랜B가 되어 아예 색다른 방향으로 나아가게 하는 계기가 될 수도 있다. 그간 모든 일이 내 생각대로 되지는 않았겠지만, 분명 그 속에서 성장했음을 느꼈을 것이다.

나 역시 실패와 좌절도 맛보고 무력감을 느껴 모든 것을 중단해 버린 적도 있다. 그러한 경험이 있기에 스스로에게 나는 할 수 있다고, 할 것이라고 되뇌었다. "겨울부터 유튜브 촬영을 시작할 거야", "내년에는 브랜딩 책을 쓰기 위해 준비할 거야." 이렇게 난 할 수 있고, 그 일을 할 거라고 것을 계속 인식시키면 조금씩 나아가려고 노력하게 되고 그러다 보면 목표했던 일을 하고 있는 나를 발견할 수 있었다. 그러니 도전하다 실패하거나 어려움에 부딪히더라도 멈추지 말고 자신을 믿고 다시 나아가길 바란다.

치과위생사로서 가장 포기하고 싶었던 순간이나 힘들었던 순간은 언제인가요?

이 직업을 포기하고 싶었던 순간은 없다. 하지만 데스크에서 일하게 되면서 생기는 정신적 스트레스는 한 번씩 나를 힘들게 했다. 데스크에서 하는 서류 업무나 보험 청구, 상담 및 수납일은 괜찮다. 그런데 가끔씩 억지를 부리거나, 직원들에게 무례를 범하는 환자를 볼 때 그리고 그런 상황에서의 원장님이 전적으로 나의 편이 아님을 느낄 때면 회의감을 느끼곤 했다.

처음 실장을 시작했을 땐 차근차근 실장 일을 배워 가며 일할 수 있는 환경이 뒷받침되었었다. 그럼에도 불구하고 초보 실장의 환자 응대는 여간 어려운 일이 아니었다. 하루는 중년 남성분의 치아 상담을 진행한 날이었다. 최대한 친절하고 상세하게 설명하려고 노력했는데 그 모습이 마음에 들지 않았는지 환자분은 내 말을 끊고는 이렇게 말했다.

"너는 기분이 좋냐? 다 됐고, 이거랑 이거 두 개만 설명해."

그 당시에는 어떻게 대응해야 할지도 모르겠고 얼굴은 후끈 달아올랐다. 그래도 나름 당황하지 않은 척하며 환자분의 말대로 두 가지만 간단하게 설명하고 상담을 종료했다. 환자분이 간 뒤에는 '제발 우리 치과에서 진행하지 않았으면' 하고 생각했지만 내 생각과는 다르게 치료하겠다며 다시 내원했다. 그런데 내원 후 나를 보자마자 하는 첫 마디가 "저번에 내가 그렇게 해서 쫄았지?"였다. 그때도 마찬가지로 대처를 바로 하지 못하고 당황해하기 바빴고, 이런 상황을 원장님께도 보고드릴 생각도 하지 못해서 제대로 된 조치도 취하지 못했다.

자주 있는 일은 아니지만 무례하게 굴거나, 가격 책정 등에 있어서 말도 안 되는 억지를 부리는 환자를 대하는 것은 어려운 일이다. 그러나 점차 경력과 경험이 쌓이면서 대처법을 터득했기에 이전과 같은 상황이 닥쳐도 마음에 상처를 받지는 않는다. 힘들었던 순간들마저 모두 추억이 된 16년 차 치과위생사는 하루 아침에 만들어지는 것이 아니다.

직업을 위해 노력해야 할 일은 무엇이 있을까요?

직업의 전문성을 갖추기 위해서는 업무의 지식을 넓히고 협업의 중요성을 아는 것이 중요하다. 그래서 일과가 끝난 뒤 힘들고 지치더라도 임상의 부족한 부분을 위해 세미나를 듣거나 도움될 수 있는 책들을 읽어 보면 좋다. 그리고 병원과 본인의 방향성이 맞지 않아 그만두는 것이 아니라면 단순한 감정이나 사소한 일에 마음에 들지 않아 짧은 기간에 퇴사를 해 버리는 것은 지양하길 바란다. 감정적으로 직장을 퇴사해 버리는 일이 거듭 발생한다면 제대로 된 경험 및 경력을 쌓기 힘들어진다. 치과위생사로서의 전문성을 갖추길 바란다면 자신의 시간을 투자해서 공부하며 꾸준히 쌓아가는 근성과 인내가 필요하다.

치과는 나 혼자 일하는 곳이 아니다. 그렇기에 '나 혼자만 잘하면 되지'라는 생각은 금물이다. 그렇지 않았을 때 서로 소통 부재나 누락으로 문제가 발생할 확률이 높아지기 때문에 한 환자를 치료하기 위해서는 데스크 직원부터 원장님과 진료실 직원 간의 상호작용이 잘 이루어져야 한다.

마지막으로 자기 자신과 일을 사랑하기이다. 우리는 하루의 절반을 직장에서 보낸다. 그런데 출근해서 힘들다는 생각만 한다면 이는 너무 불행한 일이다. 자신을 존중하고 자신이 하는 일의 가치를 아는 것이 필요하다.

자존감이 높은 사람들은 그렇지 못한 사람보다 일에 대한 만족도나 삶의 질이 높다고 한다. 자신을 존중하고 사랑한다면 자신이 선택한 일의 자존감도 높아질 것이다. 구강보건 지킴이인 치과위생사로서 긍지와 사명감도 가진다면 더 멋진 치과위생사가 될 수 있을 것이다.

💡 전국 치위생(학)과 대학 목록

응시자격

❶ 치과위생사 면허에 상응하는 보건의료에 관한 학문을 전공하는 대학 및 산업 대학 또는 전문대학을 졸업한 자. 단, 졸업예정자의 경우 이듬해 2월 이전 졸업이 확인된 자이어야 하며 만일 동 기간 내에 졸업하지 못한 경우 합격이 취소된다.

❷ 보건복지부장관이 인정하는 외국에서 치과위생사 면허에 상응하는 보건의료에 관한 학문을 전공하는 대학과 동등 이상의 교육과정을 이수하고 외국의 치과위생사에 해당하는 면허를 받은 자.

시험과목

	시험과목(문제수)	교시별 문제수	비고
1교시	1. 의료관계법규(20) 2. 치위생학1(80) (기초치위생, 치위생관리)	100	오지선다형 1점/1문제
2교시	1. 치위생학2(100) (임상치위생)	100	
실기시험	치석제거 및 탐지능력 측정	1(100점)	별도일자시행

합격 기준

❶ 필기시험 : 전 과목 총점의 60% 이상, 매 과목 40% 이상 득점한 자

❷ 실기시험 : 만점의 60% 이상 득점한 자

전국 치위생(학)과 대학교

❶ 3년제

소재지	학교명
서울	한양여자대학교
	삼육보건대학교
경기	경복대학교
	동남보건대학교
	서영대학교
	수원과학대학교
	수원여자대학교
	신구대학교
	여주대학교
강원	강릉영동대학교
	송호대학교
	한림성심대학교
충북	강동대학교
	대원대학교
	충북보건과학대학교

충북	충청대학교
대전	대전과학기술대학교
	대전보건대학교
충남	백석문화대학교
	신성대학교
	혜전대학교
전북	전북과학대학교
	전주기전대학교
	전주비전대학교
광주	광주보건대학교
	서영대학교
전남	고구려대학교
	광양보건대학교
	동아보건대학교
	목포과학대학교
	전남과학대학교
	청암대학교
	한영대학교
대구	대구과학대학교
	대구보건대학교
	수성대학교
	영남이공대학교
경북	가톨릭상지대학교
	경북전문대학교

소재지	학교명
경북	구미대학교
	서라벌대학교
	안동과학대학교
	영남외국어대학
	포항대학교
부산	경남정보대학교
	대동대학교
	동주대학교
	부산과학기술대학교
	부산여자대학교
울산	울산과학대학교
	춘해보건대학교
경남	마산대학교
	진주보건대학교
제주	제주관광대학교

❷ 4년제

소재지	학교명
경기	신한대학교
	을지대학교
인천	가천대학교
강원	가톨릭관동대학교
	강릉원주대학교
	강원대학교

강원	경동대학교
	연세대학교
충북	유원대학교
	청주대학교
대전	건양대학교
충남	남서울대학교
	단국대학교
	백석대학교
	선문대학교
	한서대학교
전북	호원대학교
	원광보건대학교
광주	광주여자대학교
	송원대학교
	호남대학교
전남	초당대학교
경북	경북대학교
	경운대학교
	김천대학교
부산	동서대학교
	동의대학교
	신라대학교
경남	영산대학교

💡 전신질환의 주의할 점과 활용 TIP

고혈압

혈압분류	수축기(mmHg)	이완기(mmHg)
정상혈압	120 미만	80 미만
고혈압 전단계 (전고혈압)	120~139	80~89
1단계 고혈압	140 이상	90 이상
2단계 고혈압	160 이상	100 이상

* 진료 전 혈압체크 후 수치 조절만 잘 된다면 진료 시 위험하지 않음
* 단 지혈을 방해하는 혈액순환제 복용 여부 확인은 필수

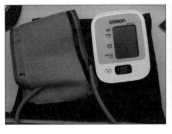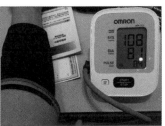

측정 후 차트 표기방법
14 : 30 BP(blood pressure) 108/81
(시간, 혈압수치 표기, 높게 나올 시 10분 단위로 재측정)

당뇨

식후 2시간 경과 시 혈당 200mg/dl 이상

공복혈당 126mg/dl 이상

* 임플란트 수술 시 200mg/dl 이하일 때 가능

* 일반인보다 구강 포도당수치가 높아 잇몸질환에 걸릴 확률이 2배 높아서 구강

  관리가 매우 중요

* 발치 및 치주치료 등 보험 진료의 경우 당 체크 시 보험청구 가능

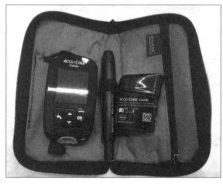 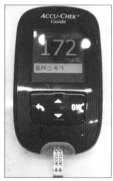

* 혈당측정기(별도 신고사항 없음)
* 측정하기 전 식 전인지 식 후인지 확인 필수

    * **당 정상 수치:** 공복 : 100 미만 / 식후 2시간: 140미만 당화혈색소 5.7 미만
    * **내당능 장애 수치:** 공복: 100~125 / 식후 2시간: 140~199 당화혈 색소 : 5.7~6.4
    * **당뇨병:** 공복: 126 이상 / 식후 2시간: 200 이상 당화혈 색소 6.5 이상

〈당 측정 시 주의사항〉

❶ 손에 오염물질이 묻어 있을 수 있기 때문에 깨끗이 씻는 것을 권장한다. 손을 알콜 솜으로 닦고 측정하는 경우 알콜로 인해 일시적으로 수치에 오류가 생길 수 있어 알콜 성분이 날라간 후에 측정하도록 한다.

❷ 밖에 날이 추워 손이 차가워진 경우에도 손이 따뜻해진 후 측정하는 게 좋다.

❸ 채혈침으로 손을 찌를 때 측정기의 숫자가 클수록 바늘이 깊게 찔러지기 때문에 피가 잘 맺히지 않는 경우라면 숫자를 높게 하여 찌르는 게 좋다.

❹ 혈액이 잘 모이지 않는다면 손을 심장보다 아래로 하면 자연스럽게 혈액을 모을 수 있다.

❺ 만약 피가 많이 맺히지 않아 강제로 피를 짜내려 한다면 수치가 실제보다 더 높게 나올 수 있으니 주의가 필요하다.

골다공증

비스포스포네이트계의 성분의 약이 파골세포의 활성을 억제 시켜 골흡수를 방해하는 역할을 하여 장기복용 후 내성이 생긴 상태에서 외과적 치과치료 시 턱뼈의 괴사 위험이 있어서 주의해야 한다.

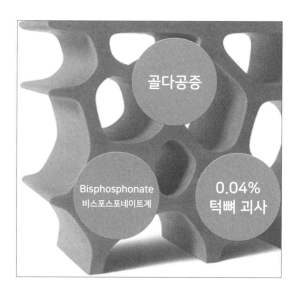

* 골다공증 (비스포스포네이트 제재 약)

  - 포사맥스 (Fosamax)
  - 악토넬 (Actonel) – 일주일 한 번 복용
  - 본비바 (Bonviva) – 한 달에 한 번 복용
  - 조메타 (Zometa) – 한 달에 한 번 복용
  - 알렌맥스 (Alenmax)
  - 다이놀 (Dinol)
  - 파노린 (Panorin)

간염

* 출혈이 잘 일어날 수 있기 때문에 외과적 치과치료 시 주의가 필요하며 내과에 의뢰하여 시술 여부를 확인하는 것이 좋다.

* 2차 적 감염 발생에 대비하여 1회용 기구를 사용하거나 간염 환자 전용기구로 관리하는 것이 필요하다.

간질환 환자가 피해야 하거나 용량조절이 필요한 약물	
항생제	Ampicillin, Tetracycline
진통제	Aspirin, Acetaminophen, Codeine, Meperidine
진정수면제	Diazepam, Barbitrate

시간	1번 chair	2번 chair
10:00	아무개(HP) #37 G.cr prep(vital) + imp	신화 검진, sc
10:30		
11:30		
12:00		
12:30	솔이 #48 surgical Ext(완전매복)	
13:00		
14:00	무니 #25 CF	
14:30		
15:00	오동 #26, 27 implant op	
15:30		

* 예약표에 간염환자를 표시해 두면 치료를 미리 준비할 수 있고, 기구를 별도로 관리하여 2차 감염 피해도 막을 수 있다. (HEPA → HP)

발치 및 치과수술 동의서

발치(특히 사랑니 발치)등 치과 수술을 다른 외과적인 수술과 마찬가지로 부작용과 합병증이 있을 수 있습니다. 환자분이 발치 등 치과수술에 동의하시기 전에 이러한 것들에 대한 이해가 필요합니다.

1. 국소마취 후 부작용이 발생할 수 있습니다. 현기증, 오한, 호흡곤란 등이 발생하면 미리 말씀해 주시기 바랍니다.
2. 부종(부어오름)은 수술 후에 생기는 가장 흔한 반응이며, 그 정도는 개인마다 다양합니다. 부종은 대략 수술 후 48시간 내에 최대에 달하며 점차 사라집니다.
3. 통증이 수술 후에 종종 있을 수 있으며, 아프시면 진통제를 2~3시간 간격으로 드십시오.
4. 수술부위 근처에 멍이 들거나, 수술 후 부종으로 인하여 턱 근육이 뻣뻣해져서 입이 잘 안 벌어질 수 있습니다.
5. 수술 후 담배나 음주 등 잘못된 관리로 인해 감염이 발생할 수 있습니다.
6. 출혈을 어떤 형태의 수술에도 예상됩니다. 흔치 않지만 집에 돌아가서까지 과량의 그리고 지속된 출혈이 있을 경우에는 발치 후 거즈를 물려 드렸던 것처럼 발치한 부위가 강하게 압박이 되도록 거즈를 다시 세개 무시고 3시간 가량 압박하여 주시기 바랍니다. 피가 난다고 입안을 물로 헹구면 피떡이 씻겨 내려가 피가 응고되지 않으니 발치 수술 후 피가 멈추기 전까지는 물로 양치질을 하시면 안됩니다. 대부분의 경우 이렇게 하면 피가 멈추게 됩니다. 그리고 내원하여 주시기 바랍니다. 경우에 따라 혈액질환이 의심될 경우 혈액검사를 요할 수 있습니다.
7. 치아의 뿌리가 비정상적으로 굽어 있거나 골과 유착되어 있는 경우, 발치 시 뿌리가 부러질 수 있습니다. 이 경우 제거 시 수술시간이 길어지거나 주요 구조물과 인접한 경우 그대로 아물도록 할 수 있습니다.
8. 발치 시에 장시간 입을 벌리고 있을 경우 발치 후 턱관절에 통증이 있을 수 있습니다. 이럴 경우 턱을 위아래로 움직이거나 하지 마시고 턱을 가급적 사용하지 않고 안정을 취해야 빨리 회복이 됩니다. 심한 운동 후 무릎관절 등이 아플 경우에도 쉬는 것이 최선의 방책이듯이 말입니다.
9. 아래턱에 위치한 사랑니를 뽑을 경우, 가까이 위치한 신경이 자극 또는 손상을 받아 감각이상 또는 아래 입술, 혀, 턱, 잇몸이 간지러운 듯한 느낌 또는 무감각 등이 발생할 수 있습니다. 이런 현상은 대부분 일시적이거나 수주 이내에 대부분 소실되며, 6개월 이상 지속되는 경우도 있고 아주 드물게는 회복이 안될수도 있습니다.
10. 위턱에 위치한 치아가 감염으로 상악동염이 생겨 있거나 선천적으로 상악동에 가까울 경우 발치 후 증상에 따라 상악동에 대한 수술들을 요할 수 있습니다.
11. 치과외과 진료 시 복용 중단해야 하는 약은 미리 고지하였으며 치과에서 설명들은 기간 만큼 약 복용을 중단하였습니다.

본인은 치료와 관련된 주의사항 및 합병증에 대하여 충분한 설명을 들었으며 발치, 치과수술에 동의합니다.

발치 및 수술 부위 치아 번호 : #37

년   월   일

보호자성명: 환자성명:

치과 02-1234-1234

* 발치 및 수술 동의서를 받을 때는 환자가 이해했는지 확인해야 한다. 만약 나이가 많은 어르신의 경우 보호자 확인도 필요하다.
* 전신질환을 체크하는 궁극적인 목적은 환자와 의료종사자 모두 위험한 상황이 발생하지 않도록 하기 위함이다.

면접장에서 자주 묻는 질문

1. 신입

❶ 거주지 & 출퇴근 시간

출퇴근에 편도 1시간 이상이 소요되는 치과에 입사하고자 한다면 병원의 장점과 본인이 원하는 직장상이 일치함을 어필한다. 해당 병원에서 좋은 치과위생사로 성장하고자 하는 의지가 가득하기에 거리는 문제되지 않음을 이야기하는 것이 좋다.

❷ 성격의 장점과 단점

자신의 단점을 인지하고 있는지, 인지하고 있다면 어떻게 극복해 나갈 것인지를 알아보기 위한 질문이다.

장점은 확실하게 어필해 주고, 단점은 지금 당장은 부족하지만 보완하기 위한 노력을 상시 하고 있음을 느끼게 해 주자.

ex) 덤벙거리는 성격입니다. ▶ 업무를 재검토하면서 실수하지 않도록 노력하겠습니다.

❸ 지원동기

지원한 병원에 대해 얼마나 알아보고 왔는지에 대한 자세와 준비성을 보는 질문이다.

새로 접하게 될 업무를 통해 어떻게 성장해 나갈 것인지에 대한 의지를 보여주도록 한다. 또한, 다른 지원자들과는 다른 나만의 강점을 한 번 더 어필하고, 이러한 부분이 병원의 성장에도 긍정적인 역할을 할 수 있도록 노력하겠다는 의지를 보여주도록 한다.

❹ 직원으로서의 목표

일할 때의 적극성을 확인하면서 동시에 개인의 목표와 조직의 목표가 일치하는지를 묻는 질문이다.

향후 입사하게 된다면 어떤 치과위생사로 성장하고 싶은지, 어떤 진료 과목을 잘 해내고 싶은지를 이야기해 보자. 조금 더 응용하고자 한다면 1년 차, 2년 차, 3년 차 때 해 보고 싶거나 이루고자 하는 구체적인 지향점도 함께 말해 준다면 다른 지원자들과는 확실한 차별성을 가질 수 있다.

❺ 희망연봉

연봉은 곧 자신이 병원에 기여할 수 있는 능력과 성과이다. 이 능력과 성과는 개인마다 다르기 때문에 능력만 있다면 연차가 낮아도 평균 이상의 연봉을 받기도 한다. 자신이 할 수 있는 역량을 충분히 어필하는 것은 물론, 해 보고 싶은 업무가 있거나 이루고자 하는 목표가 있다면 그에 맞는 실무(경력)를 쌓아 연봉을 제안해보도록 하자.

2. 저연차

❶ 가능한 업무 범위

ex) 임시치아 제작은 어디까지 가능한지, single과 bridge 제작 시간, 인상채득 등

업무 실력도 확인할 겸, 어떠한 부분이 부족한지와 성장 및 보완 가능성을 확인

하기 위한 질문이다.

이때 주의해야 할 점은 순간 잘 보이기 위해 허위 경력을 말하거나, 자신의 경험

을 부풀려서 이야기하지 말아야 한다는 것이다. 치과위생사의 세계는 매우 좁기

때문에 설령 거짓으로 입사했다고 하더라도 하루만 진료를 시켜 보면 모두 검증

을 해 볼 수 있다. 솔직히 답하는 자세가 필요한 질문이다.

3. 고연차 및 상담실장

❶ 컴플레인 환자에 대한 대처

환자에게 사과한다는 간결한 답변보다는 구체적인 대처 방법을 묻는 질문이다.

컴플레인은 환자의 착오 또는 병원의 잘못으로 발생하기도 하지만, '환자의 마

음을 알아주는 것'이 포인트다. 시시비비를 가리려고 하기보단 환자의 이야기를

먼저 듣고 공감한 후에 진정성 있는 사과를 하는 것이 필요하다. 또한, 사과에서

끝나는 것이 아닌 컴플레인의 원인을 어떻게 해결할지 그리고 이런 문제가 또 다

시 발생하지 않게 하기 위한 방안을 찾기 위해 노력할 것이라고 답하면 좋다.

❷ 환자가 밀렸을 때의 어레인지

이 역시 대처 방법을 묻는 질문이다.

진료가 밀리면 다른 예약 환자들의 대기시간이 발생하게 되고 그로 인한 컴플레인도 생기게 된다. 고연차 정도가 되면 전체적인 흐름을 파악할 수 있어야 한다. 원장님이 한 환자의 진료에 매여 있다면 비교적 간단한 환자는 원장님께 전달하여 바로 진료를 볼 수 있게 하고, 앞 진료가 끝나야만 볼 수 있는 환자에게는 양해를 구하고 대기시간이 몇 분가량 필요한지도 설명한다. 원장님 및 직원들과 상의하여 칫솔이나 치실 등을 대기 환자에게 선물하는 것도 방법이다. 또한 다음 예약 시에는 대기가 없도록 하겠다는 말도 함께 전해 주면 좋다.

❸ 풀케이스 상담과정

상담 스킬을 확인함과 동시에 상담 스타일을 보고자 하는 질문이다.

9년 차 때 실장 면접을 보았었다. 면접관은 전반적으로 치주(잇몸)가 좋지 않은 환자의 엑스레이를 보여주며 어떻게 상담할 것인지를 질문했다. 나는 "전반적으로 잇몸이 좋지 않은 환자이기 때문에 치료 계획부터 세우기보다는 한 달 정도 잇몸치료를 하면서 발치할 치아와 살릴 수 있는 치아를 확인한 뒤에 임플란트 및 크라운 치료를 진행하는 것이 필요합니다"라고 답했다. 그러자 나의 계획도 맞지만 우리 치과는 외과 위주의 진료를 더 많이 하고 있기에 외과 진료에 맞는 치료 계획 위주로 세우면 좋을 것 같다는 말을 들었다.

상담실장이 되기 위한 면접을 본다면 지원하는 치과의 주 진료 항목을 파악 ▶ 자신의 상담 스타일이 있지만 지원한 치과 스타일에 맞춰 상담할 수도 있음을 어필하는 자세도 필요하다.

❹ 경력자 공통 퇴사 사유

불편한 진심을 말해 봐야 도움되는 것은 하나 없다. 전 직장을 나쁘게 묘사하는 일은 절대적으로 지양해야 한다. 되도록 보편적으로 적용되는 상황 정도만 언급하도록 하고, 전 직장의 내부 사정이 어떤지에 대한 추가 질문이 나오지 않을 정도로 마무리하는 게 가장 현명하다. 공부를 좀 더 한다거나 집안 사정 때문에 휴식이 필요했다거나 말이다.

만약 정말 좋지 않은 일이 있었다면, 그러한 문제에 직면했을 때 어떠한 노력을 했었는지를 설명하도록 한다.

❺ 상담 성공률 및 보험청구 실력

실제로 담당했던 상담과 청구에 대한 것을 통계로 보여주도록 한다.

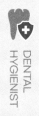

치과위생사 실장의 하루

작은 치과에서 치과위생사 실장직을 맡고 있는 나의 아침은 늘 분주하다. 일반적인 사무실에서의 '업무 시작'이라 하면 컴퓨터 전원을 켜는 순간부터겠지만 치과에서의 업무는 치과의 문을 열고 들어서는 순간부터 시작된다.

나는 방금 막 치과에 도착했는데 환자가 나보다 먼저 치과에 도착해 열리지도 않는 문 앞에서 기다리는 일도 있고, 치과에 들어서자마자 전화벨이 다급히 울리는 일도 있다. 출근해서 여유롭게 유니폼으로 갈아입는다든가, 마음을 가다듬으며 오늘 할 업무를 계획하는 날도 있지만 보통은 예상치 못한 상황들이 하루의 시작으로 다가온다.

치과의 진료 시작 시간이 9시 30분이라고 한다면 30분 전인 9시에 도착해 장비와 치과 프로그램을 켜고 유니폼을 갈아입고 환자를 맞이할 준비를 한다. 큰 규모의 치과에서 근무할 때는 아침 회의 및 예약 환자 브리핑을 하기도 해서 진료가 시작되기 40~50분 전에 출근하기도 했다. 지금은 작은 규모의 치과에 재직 중이라 예약 표에 환자의 정보를 적어 놓고 그때그때 전달하는 방식으로 일한다. 조금 더 여유로운 진료 준비를 위해 10분이라도 일찍 출근하려 노력하는데 어쩌다 잠과의 싸움에서 패배하기라도 하는 날에는 마음이 몹시 다급해진다.

특히 월요일과 월 초는 더욱 바쁘다. 주말 동안 치아가 다쳤거나 갑자기 통증을 느끼게 된 환자의 전화와 비 예약으로 북새통을 이루기도 하고, 지난 한 달간의 보험진료를 건강보험심사평가원에 청구를 보내는 일도 해야 한다. 당일 예약 환자를 접수하고, 상담하고, 수납하고 다음 예약을 잡아드리면서 청구와 전화 업무도 동시에 한다.

중간관리자로서의 나는 바쁠지언정 진료실 선생님들은 너무 무리되지 않는 선에서 예약을 잡아야 하는데 (본인이 원하는 시간만 바라는) 환자들과 매출을 생각하면 그러지 못할 때가 많아 자주 미안해진다. 모두가 점심시간 전까진 화장실 한 번 못 가고 일하기도 하고, 더 바쁜 치과에서 근무할 때는 점심도 먹지 못한 채 상담하거나 전화를 받기도 했었다. 그러나 지금은 밥을 먹고 쉴 수 있는 시간은 보장해 줘야 한다고 생각해서 점심시간만큼은 피해서 예약을 잡고 있다. 치과 일은 의료 업무이기 때문에 공부할 것도 많고, 신경 쓸 부분도 많다. 뿐만 아니라 스케일링이나 수술 등을 할 때의 체력도 중요하기 때문에 휴식 시간은 절대적으로 필요하다.

오전 일과가 끝나고 오후 진료가 시작되면 오전과 동일하게 예약 환자를 보며 리콜을 돌린다. 어쩌다 사보험 서류를 요청하는 환자가 있으면 시간적 여유에 따라 당일 혹은 다음 날에 발급을 해 드린다. 데스크에서는 사보험 서류 외에도 다양한 서류 업무들이 존재하기에 전화를 받고 상담을 하다 보면 순간적으로 잊어버리기도 한다. 잊어버리는 것은 괜찮지만 해야 할 일을 누락시켜서는 안 되기 때문에 포스트잇이나 수첩에는 항상 내가 해야 할 일들에 대한 메모로 빼곡하다.

진료 시간이 마무리되면 보험진료 청구에 누락은 없는지 상병명은 잘 들어갔는지 확인한다. 매출을 정산하면서 하루의 마무리가 시작되는데 현 직장은 근무 시간이 짧아 5시 30분에 정리를 시작하여 5시 45분쯤 퇴근한다. 저녁 시간의 여유로움이 있지만 주말이나 쉬는 날이 아니고서는 약속을 잡지 않고 바로 집으로 향한다. 오늘 하루도 애쓴 나를 위해 쉼을 갖기도 하고 줌 강의를 듣기도 하고 지금처럼 글을 쓰기도 한다.

4년 전 처음 시작은 병원 종사자분들에게 내가 알고 있는 경험과 지식을 알려주기 위해 병원 전문 강사로서 활동이었다면 지금은 내가 만든 네이밍인 나비온니(오직 나로 인해 비롯된 브랜딩)를 가기 위해 노력하고 있다. 지식만 전달하는 것이 아닌 동기를 부여하여 마음을 움직이고 자신만의 색깔을 찾아 구축할 수 있도록 돕는 것이다. 먼저 나 자신의 색깔을 찾고 구축하기 위해 책을 쓰고, 유튜브 영상을 촬영하며 새로운 강의도 준비하고 있다. 기대치와는 다른 결과들로 번아웃을 겪은 경험이 있기 때문에 느리더라도 단단하게 쌓아 올려 나가보려고 한다.

어느덧 17년 차, 치과위생사로서는 다양한 경험과 경력을 쌓았지만 새로운 꿈을 향해가는 나는 여전히 성장하는 중이다. 이 성장에 끝이 존재하는지는 알 수 없다. 그러나 단 하나 분명한 것은 내가 오랜 시간 쌓아 온 치과위생사로서의 노하우와 앞으로 마주하게 될 이야기들을 치과위생사가 되기를 꿈꾸는 이들 혹은 치과위생사로 일하고 있는 이들에게 최대한 많이 들려주고 싶다는 것이다.

치과위생사는 이렇게 일한다

지 은 이 정은지

펴 낸 날 1판 1쇄 2023년 5월 30일
        1판 2쇄 2024년 8월 16일

대표이사 양경철
편집주간 박재영
편　　집 배혜주
디 자 인 박찬희

발 행 처 ㈜청년의사
발 행 인 양경철
출판신고 제313-2003-305(1999년 9월 13일)
주　　소 (04074) 서울시 마포구 독막로 76-1(상수동, 한주빌딩 4층)
전　　화 02-3141-9326
팩　　스 02-703-3916
전자우편 books@docdocdoc.co.kr
홈페이지 www.docbooks.co.kr

ISBN 979-11-93135-00-6 (13510)

• 책값은 뒤표지에 있습니다.
• 잘못 만들어진 책은 서점에서 바꿔드립니다.